家用经典应急方

臧俊岐◎主编

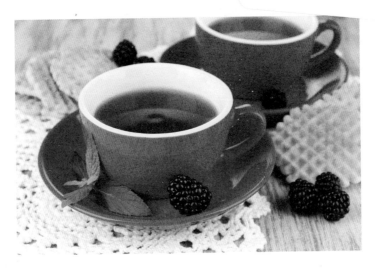

江西科学技术出版社

江西·南昌

图书在版编目（CIP）数据

家用经典应急方 / 臧俊岐主编. -- 南昌：江西科学技术出版社，2019.3

ISBN 978-7-5390-5632-6

Ⅰ．①家… Ⅱ．①臧… Ⅲ．①急救－基本知识 Ⅳ．①R459.7

中国版本图书馆CIP数据核字(2018)第115809号

选题序号：ZK2018182

图书代码：B18067-101

责任编辑：宋涛 万圣丹

家用经典应急方

JIAYONG JINGDIAN YINGJIFANG

臧俊岐　主编

摄影摄像	深圳市金版文化发展股份有限公司	
选题策划	深圳市金版文化发展股份有限公司	
封面设计	深圳市金版文化发展股份有限公司	
出　版	江西科学技术出版社	
社　址	南昌市蓼洲街2号附1号	
	邮编：330009　电话：(0791) 86623491　86639342（传真）	
发　行	全国新华书店	
印　刷	深圳市雅佳图印刷有限公司	
开　本	720mm×1020mm　1/16	
字　数	120 千字	
印　张	12	
版　次	2019年3月第1版　2019年3月第1次印刷	
书　号	ISBN 978-7-5390-5632-6	
定　价	39.80元	

赣版权登字：-03-2018-255

序言

　　针对日常生活中的小毛病，以及许多慢性病、疑难杂症及一些突发情况时，只要我们掌握了一些医学知识，灵活运用，通过简单的家庭应急方，我们可以第一时间解决身边的小病小痛。书中讲述了许多简单的小方法，通过学习这些方法，我们可以成为家里的小医生，呵护全家健康。

　　首先，家庭应急方取材方便、经济实用，多采用一些常见的药材和姜、枣、鸡蛋等日常食物，材料易找，价格低廉，操作简便。只需对药材或食物进行简单处理，如煎、煮、熬、泡、压等，将其做成药膳或外敷，即可见效。其次应急方多取材于人们日常饮食，所用的药材也是来自于大自然的天然植物，且仅仅采用几味药材，甚至是单味药材治病，如板蓝根治感冒，治病方式较为温和，不良反应极小。而现实生活中，生活节奏的加快使得人们的压力倍增，环境的污染使人们的呼吸都增加了风险，各种疲劳、疼痛、不适等亚健康状况和大大小小的疾病接踵而至。有的人对小病小痛不重视，最后拖成大病；有的人在求医治病的路上走了不少弯路，尝试各种药物和方法，花了一大笔钱，但是效果不理想，病情还加重。这就使得应急方更加成为人们日常生活中不可多得的好帮手。

　　本书讲述了多种常见病痛和健康问题，既有人们经常遇到的皮肤烦恼、五官科问题、男科疾病、妇科疾病、儿科疾病，也有感冒、头痛、意外扭伤以及脱发白发等各种生活小问题，还介绍了病因、症状、中医诊断过程、应急方制作及功效、生活调养注意事项等多方面的内容。书中的应急方有食疗方、中药材，还有中医理疗方，力求帮读者清楚认识疾病，治愈疾病。全书将经络学理论与养生保健实践相结合，语言简练、条理清晰、图示准确，每一个治疗方法都配备了精准的讲解和示范图片，将经络学说大众化、普及化、简单化、实用化，让您一看就懂、一学就会、一用就灵。

CONTENTS 目录

PART1 一分钟，轻松搞定常见急症

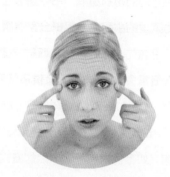

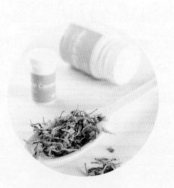

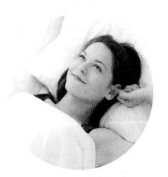

PART2　经络穴位：通则不痛，应急通经络

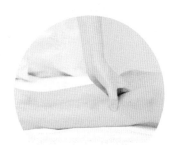

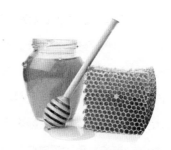

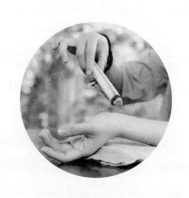

PART3　五官：全家通调没烦恼

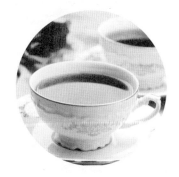

PART4　皮肤护理：妈妈最爱的美容方

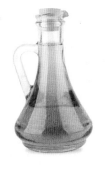

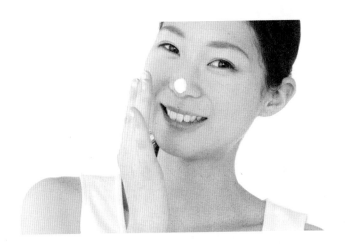

PART5　内科：小病小痛一扫而光

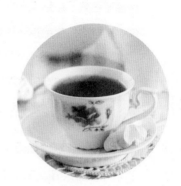

PART6　外科：日常伤痛速见效

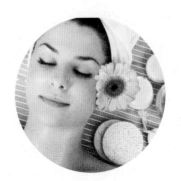

PART7 夫妻：家是船爱是帆，夫妻健康达彼岸

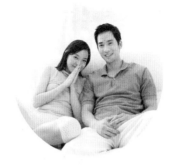

PART8　小儿：父母用双手，守护孩子健康

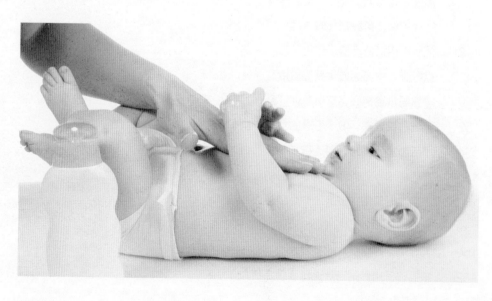

PART 1 一分钟，轻松搞定常见急症

>> 现实生活中，生活节奏的加快使得人们的压力倍增，环境的污染使人们的呼吸都增加了风险，各种疲劳、疼痛、不适等亚健康状况和大大小小的疾病接踵而至。有的人对小病小痛不重视，最后拖成大病；有的人在求医治病的路上走了不少弯路，花了一大笔钱，但是效果不理想，病情还加重了。如今普遍存在"看病贵，看病难"等问题，如果想解决这些问题我们必须普及医学知识，让医学小常识融入老百姓的家庭当中，让更多的人在第一时间解决小病小痛，成为家里的保护伞。

家庭常备药和急救用品

解热镇痛药	阿司匹林、去痛片、消炎痛等
治感冒类药	扑感敏、康泰克、感冒通、强力银翘片、白加黑感冒片等
止咳化痰药	必嗽平、咳必清、蛇胆川贝液等
抗生素	诺氟沙星、复方新诺明、乙酰螺旋霉素、先霉素等
胃肠解痉药	普鲁本辛等
助消化药	吗丁啉、多酶片、神曲等
通便药	果导、大黄苏打片、甘油栓、开塞露等
止泻药	易蒙停、藿香正气水、十滴水等
抗过敏药	息斯敏、扑尔敏、苯海拉明等
外用消炎消毒药	酒精、碘酒、红药水、高锰酸钾等
外用止痛药	风湿膏、红花油等
其他	创可贴风油精、清凉油、消毒棉签、生理食盐水、体温计等；可用于处理伤口的剪刀、镊子；用于包扎的消毒纱布、胶布；固定伤口的三角巾

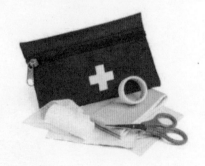

　　所有药品和急救用品应放在干燥通风阴暗处保存。药物受空气、阳光、湿度、温度的影响较大，容易变质失效。另外，家中有小孩的，应注意将药品放到小孩拿不到的地方，以免误服！

肌肉酸痛 就找"醋"

如果你不经常参加锻炼，偶尔参加一次运动，会出现肌肉酸痛的现象。这主要是因为劳动、运动使新陈代谢加快，肌肉里的乳酸增多，从而产生肌肉酸痛。此时如果吃点醋，或在烹调食物时多加些醋，则能使体内积蓄的乳酸完全氧化，加快疲劳感的消失。除了多吃点醋之外，吃些含有机酸类多的水果也是非常有效。盘腿坐在床上或沙发、椅子上，用手抓住脚尖，转动踝部，由缓到快，转动时不宜用力过猛，以防踝关节扭伤。每次转动 40 次左右，早晚进行，能很快减轻酸痛。

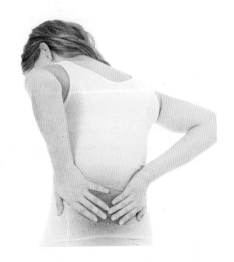

牙痛 不是病，疼起来要命

牙痛时，用手指按摩压迫合谷穴（手背虎口附近）可减缓疼痛。也可以用盐水或酒漱口数遍，减轻或止住牙痛。牙若是遇热而痛，多为积脓引起，可用冰袋冷敷颊部来缓解疼痛。若是顽固的牙痛，最好含服止痛片，可缓解一时疼痛。当牙痛难止时，应速去医院诊治。

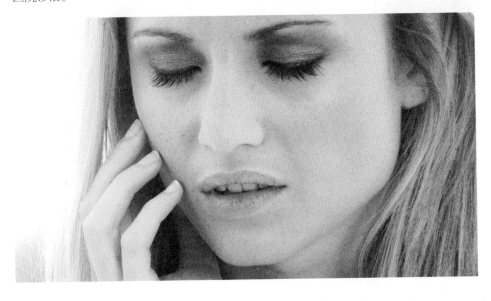

全方位应对 牙龈出血

如果是因为缺乏维生素 C，多吃一些含维生素 C 的水果，如橘子、猕猴桃，或吃点维生素 C 片剂。也可用敷药疗法：用白砂糖、石膏各 10 克，共研细末加凉开水适量调成糊，涂敷牙龈患处，止血效果较好。对血液病引起的牙龈出血暂时可采用吸收性明胶海绵压迫止血，也可用牙周塞治剂填塞等止血法处理。

自制漱口水治嗓子疼：用一杯热水加一茶匙盐和 10 滴碘酒制成简单的漱口水，很有效。碘酒也可以用白酒来代替。

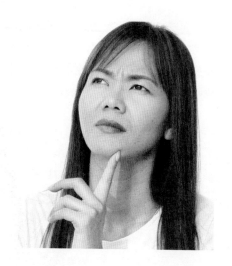

止咳，就这么简单

咳嗽不停让人烦，用温毛巾热敷喉部，并尽量将痰咳出就可以止住咳嗽了。

如果是上呼吸道疾病所引起的咳嗽，服感冒清或速效感冒胶囊等药即可。如果是冷空气导致的咳嗽，应戴上口罩，避免吸入冷空气。

另外，容易咳嗽的人要注意安静休息；食用温热的食物，减少冷刺激；尽可能避免吸入刺激性气体，如香烟、煤气、汽车废气等。

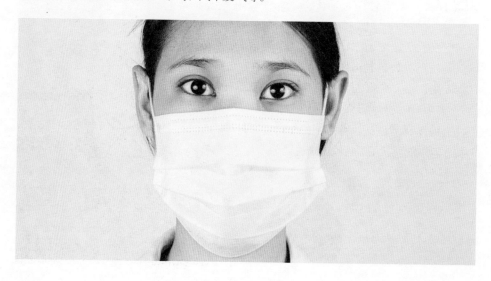

打嗝不止不用愁

打嗝不止，尽量屏住气，就可以止住。或者饮少量水，记得要在打嗝的同时咽下，很有效。打嗝频繁时，也可压迫手指两侧的少商穴。少商穴位于大拇指指甲根部桡侧面，距指甲缘约0.6厘米。压迫时要用一定的力量，以有明显酸痛感为宜。如果持续不停地连续打嗝，可能是胃、横膈膜、心脏、肝脏疾病或肿瘤的症状，应及时去医院进行诊治。

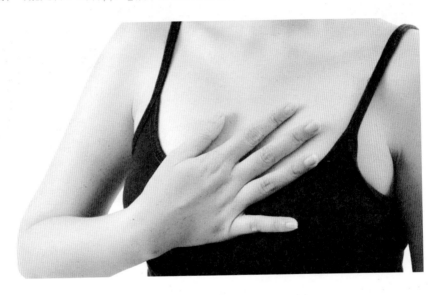

远离"臭脚丫"

1. 连续用生大蒜擦抹，便可治愈。

2. 用食醋将护肤霜调成糊，涂于患处，随配随用，几次就可治愈。

3. 用药皂洗脚可以缓解脚气。

4. 绿茶含有鞣酸，具有抑菌作用，尤其对治疗脚气的丝状菌有特效。

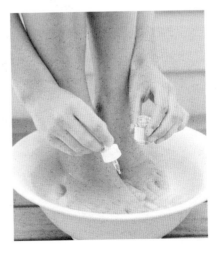

西瓜霜治疗 口腔溃疡

治疗溃疡最简单的方法就是在溃疡的地方喷西瓜霜。也可将鸡蛋打入碗内搅散，取适量绿豆用凉水浸泡十多分钟，放火上煮沸约 1 ～ 5 分钟，这时绿豆未熟，取绿豆水冲鸡蛋花饮用，每日早晚各 1 次，治疗口腔溃疡效果好。

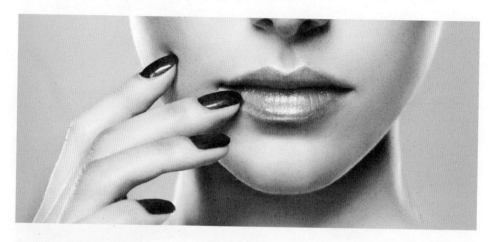

轻松让 鼻血 停下来

若一侧流血，将流血一侧的鼻翼向鼻梁方向推，并保持 5 ～ 10 分钟即可。如两侧均出血，身体微微前倾，并用手指捏住鼻梁下方的软骨部位，持续约 5 ～ 15 分钟。可以用举手臂的方法止血：左鼻孔流血，举右手臂，反之亦然，数分钟后即可止血。如果有条件的话，放一个小冰袋在鼻梁上也有迅速止血的效果。

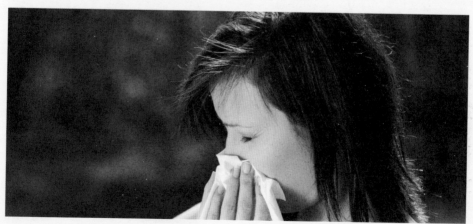

应对噎食有绝招

噎食者取坐位或站立位，施救者站在其身后，双臂抱其腰，一手握拳，使拇指掌关节突出点顶住患者腹部正中线脐上部位，另一只手的手掌压在拳头上，连续快速向内、向上推压冲击将食物吐出。若噎食者不能坐或站立，使其仰卧，抢救者骑跨在患者髋部，用双手上法推压冲击脐上部，使阻塞的食物吐出。

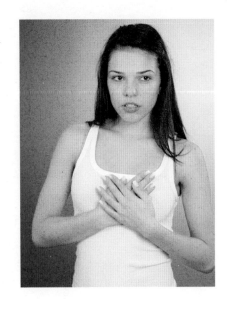

教你轻松摆脱腹泻

腹泻应卧床休息，进食易消化的稀软食物，充分地补给水分，最好在温热开水中加少量的食盐饮用。非感染性腹泻可用复方苯乙哌啶、黄连素、痢特灵等；感染性腹泻应服用抗生素治疗。腹泻伴腹痛者，可口服阿托品或颠茄合剂等。腹泻伴有呕吐或腹泻严重者，应送医院。

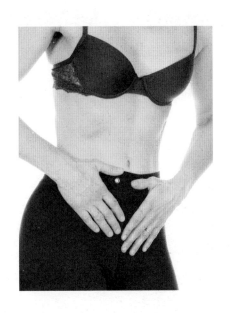

小儿腹痛别乱吃药

如果你的孩子喊肚子痛，触摸更痛，并有低热、恶心，应考虑阑尾炎的可能。应让孩子卧床，给痛区做冷敷。就医之前不要吃任何东西，否则会出现阑尾破裂，促使病情恶化。也不要服用止痛药和泻药，以免掩盖病情，造成误诊。

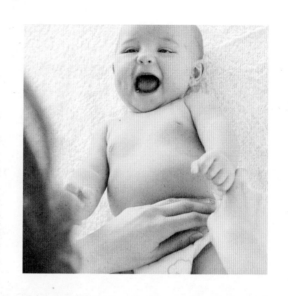

阳池穴专门对付 发冷症

将手背往上翘，手腕上会出现几道褶皱，在靠近手背那一侧的褶皱上按压，在中心处有一个压痛点，就是阳池穴了。先以一只手的食指、中指按压另一手的阳池穴，再换过来用另一只手的食指、中指按压这只手上的阳池穴。慢慢地进行，时间要长，力度要缓，对消除发冷症有良好的效果。

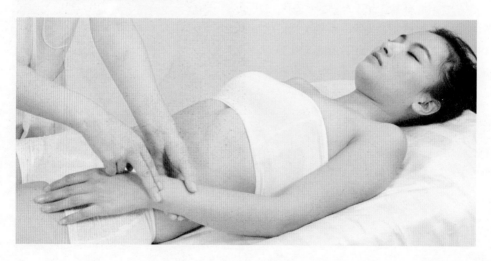

找对穴位，摆脱 中暑

将中暑者移至阴凉通风处，头部先用温水敷，后改为冷水敷。迅速针刺或指压人中（鼻与上唇之间的一条凹痕）、内关（位于前臂掌侧，从近手腕之横皱纹的中央，往上约三指宽的中央）、足三里（外膝眼下 3 寸，胫骨外侧约一横指处）等穴位。再饮用含盐饮料，静脉滴注生理盐水 500 ～ 1000 毫升。

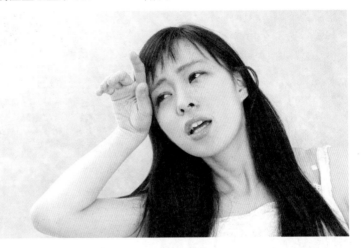

谨慎对待 产后中暑

发现产妇出现中暑时，应立即打开门窗进行通风，解开衣扣，安静休息，并喝糖盐水，以便补充体内的水分和盐。重度中暑者可用冰袋或凉水瓶放于头部、腋下、腹股沟等大血管表浅的地方，或用冷湿敷法，也可进行酒精擦浴。在上述治疗的同时，可用电风扇吹风。

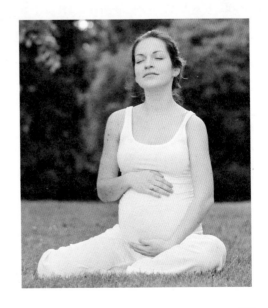

冷热敷交换消青眼

眼圈碰伤或打伤成青眼时，用冰袋冷敷，或用毛巾浸透冰水外敷以减轻伤痛和肿胀。24小时后，改用热敷，促使眼眶瘀血尽快吸收。同时可以口服有活血化瘀止痛作用的三七片、云南白药等。如果疼痛不止或视力减退，应快速去医院诊治。

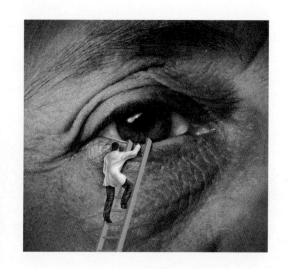

急性角膜炎用氯霉素

出现急性角膜炎，要局部滴用氯霉素溶液或其他抗生素溶液，无脓性分泌物者可涂抗生素软膏并包扎。对眼睛周围要局部热敷，可以缓解不适。如果角膜炎病情较重，眼痛较剧烈，必要时用镇静剂。如果病情进一步恶化，要立即送往医院就医。当婴儿感染急性角膜炎时，如果点太多的眼药，如抗生素、类固醇等，会导致角膜表皮再生不良，发生不可逆性的角膜白斑。

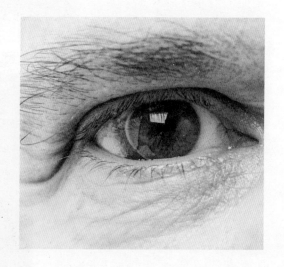

电光性眼炎应急措施

电光性眼炎是由电弧光照射引起的，主要症状是眼睛磨痛、流泪、怕光。患电光性眼炎后，其简便的应急措施是用煮过而又冷却的鲜牛奶点眼，即能止痛。

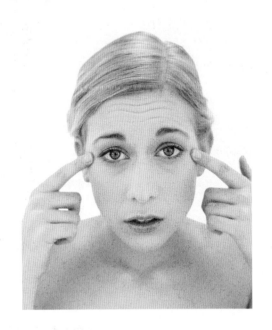

使用方法：开始几分钟点一次，随着症状的减轻，点牛奶的间隔时间可适当地延长，次数可适当地减少。也可用毛巾浸冷水敷眼，闭目休息，每天重复数次。眼睛经过应急处理后，除了增加睡眠之外，还要注意减少光的刺激，并尽量减少眼球转动和摩擦。一般经过一两天即可痊愈。以后工作之时要戴上防护眼镜保护眼睛。

宝宝突发高热不可轻视

宝宝突发高热时，用冰袋或冰块外包毛巾敷头部。但六个月以内的孩子不宜使用这种方式，因为小宝宝易受外在温度影响，使用冰枕会导致温度下降太快，让宝宝难以适应。用酒精加冷水擦拭患者颈部、腋下、腹股沟等处，但是现在不提倡过多给宝宝用这种方法。用酒精擦拭宝宝的身体，会造成孩子皮肤快速舒张及收缩，对宝宝刺激大，另外还有可能造成小宝宝酒精中毒。也可以喝冰水或冰冻饮料，但不能使体温下降太快，以免虚脱。严重时马上送医院诊治，以防止烧坏脑细胞。

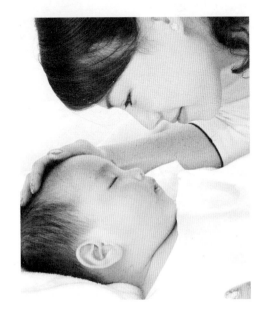

五种方法有效 止血

小伤口止血法	用清洁水或生理盐水冲洗干净，盖上消毒纱布、棉垫，再用绷带加压缠绕即可
加压包扎止血法	用较厚的纱布盖好伤口后，再用绷带紧紧地缠绕住，即能达到止血的目的。适用于一般静脉出血或毛细血管出血等
骨髓出血止血法	血液颜色暗红，可伴有骨折碎片，血中浮有脂肪油滴。骨髓出血可用敷料或干净的多层手帕等填塞止血
间接指压止血法	在出血动脉的近心端，用拇指和其余手指将动脉压在该处的骨面上，以达到止血的目的。主要用于动脉出血
止血带止血法	止血带有橡皮止血带、布制止血带（大三角巾、大手帕叠成条状）和临时止血带等。具体方法是将止血带放置于出血部位的上方，将伤肢扎紧，把血管压瘪而达到止血的目的。这种方法只适用于四肢部位血管的出血

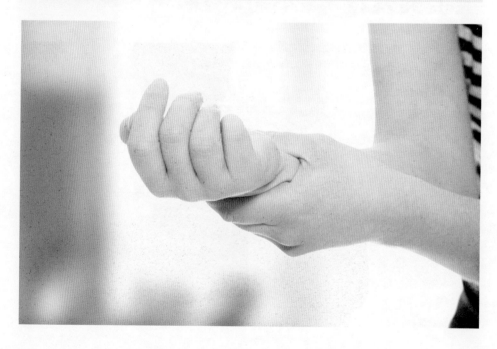

嚼口香糖防 航空性中耳炎

乘飞机前用麻黄素滴鼻以减轻咽鼓管口黏膜肿胀；乘坐飞机时，乘客可通过咀嚼口香糖来预防航空性中耳炎；飞机下降时，多做吞咽、咀嚼、打呵欠等动作，或闭嘴捏鼻鼓气调节鼓室内外气压。如果乘客仍感到双耳发闷、疼痛，说明咽鼓管的功能不正常了，须到五官科医治。可以滴"鼻通"、"麻黄素滴鼻液"等滴鼻药水。将其滴入鼻孔内，头向后仰，听到"咔嗒"一声，说明咽鼓管已恢复正常，一切症状将瞬间消失。

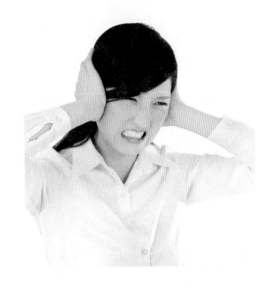

低血糖 急救

第一，卧床安静休息，并立即测血糖，如果血糖低于 70 毫克 / 分升，立即食用含有少许糖的食物。

第二，如果血糖仍然较低，及时静脉点滴 5% ～ 10% 葡萄糖液。

第三，如低血糖反复发作，应到医院查清原因并进行治疗。

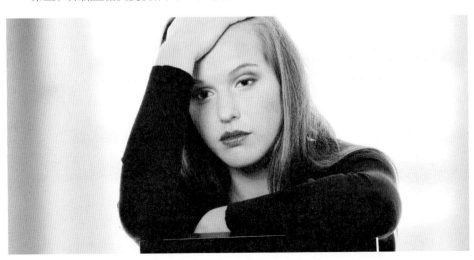

非经期阴道出血 没有你想得那么吓人

　　非经期出血时，先躺下安静地休息。如果体温有所下降，应及时保暖。严重出血时，可用脱脂棉垫在阴部，并包紧丁字带。若阴部排出异常分泌物，如血块或肉块时，请收集放入塑胶袋内，供医师检验。未怀孕情况下的阴道出血，请清洁阴部，并迅速至妇产科检查，查明原因。跌伤引起阴道损伤，如果出血不严重，可先用消毒纱条填塞阴道压迫止血，再转院进一步检查治疗。

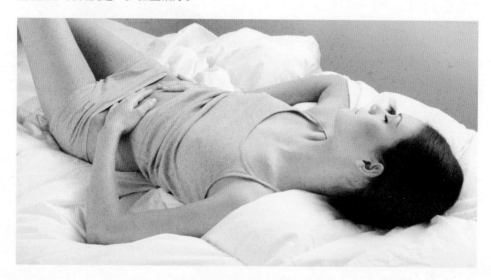

羊水早破 不要惊慌

　　羊水破裂意味着分娩的到来，羊水早破也不要惊慌。安静地平卧在床上，臀下垫枕头以抬高臀部，保持头低臀高位。这样可以防止脐带脱垂。发生羊水早破后宜马上去医院待产。医生会根据孕妇的具体情况做出相应的处理。一般破膜后24小时内孕妇会临产。

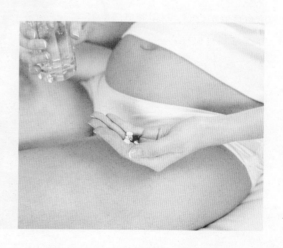

紧急应对 流产

流产的主要症状为停经、阴道流血及腹痛，有组织物排出。阴道流血量不多，伴轻微腹痛，有条件可进行妇检，如子宫大小与闭经相符，无流水、宫口未开，确诊先兆流产，宜保胎治疗。

方法如下：①绝对卧床休息；②应用镇静剂；③内分泌治疗用黄体酮；④维生素 E 治疗，严密观察，约 60%患者经适当治疗均有效。阴道大量出血，阵缩变剧，腹部剧痛有块状物排出，出血不停，可能为不完全流产，有条件可先应用宫缩剂，保留块状物即刻就医，以防大出血引起休克，危及生命。

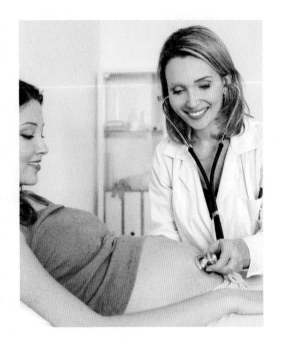

特殊情况下 顺利生产

接生前先在产妇下身铺好干净的塑料布或清洁衣服，用干净毛巾或衣服折叠保护会阴，尽量避免污染阴道。分娩时要有积极心态，不必害怕、焦虑，可进行自我暗示和自我安慰。胎儿娩出后不要用未经消毒的剪刀剪脐带，可先在脐带中段暂时用线结扎，将婴儿用衣服包裹与胎盘一同送附近医院做进一步处理。在送院途中应注意子宫收缩情况，注意给产妇及新生儿保暖，及时送往医院。

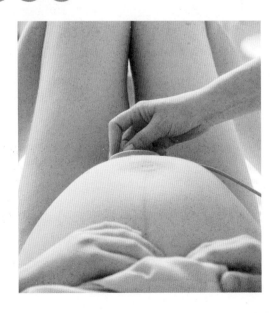

人人都学会 人工呼吸

做人工呼吸前，先要清理患者的口腔、鼻腔里的痰涕及异物，摘掉活动的假牙，保持呼吸道通畅。让患者仰卧，头向后仰，做人工呼吸的人一手托起患者下巴，另一手捏住患者的鼻翼，深吸一口气，用口紧对患者的口吹气，吹气不必过于用力，尤其是对小儿，过度用力容易吹破肺泡。吹完气，救护人员的嘴离开，捏鼻子的手放松，让患者的胸部回缩呼气。反复进行，每分钟吹气15次左右，对牙关紧闭的患者，也可对其鼻孔吹气，如患者的心跳也停止了，应同时做心脏按压。

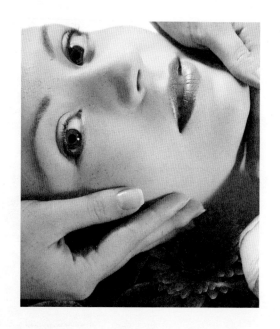

癫痫 发作不再可怕

癫痫发作时，迅速将患者扶住，防止摔倒，然后放在平地或安全的地方。解开患者的衣领、袖口，便于呼吸道通畅。将患者头、身体侧向一边，防止口水、黏液等物流入气管。仔细观察患者发作时的情况，以便向医生描述。

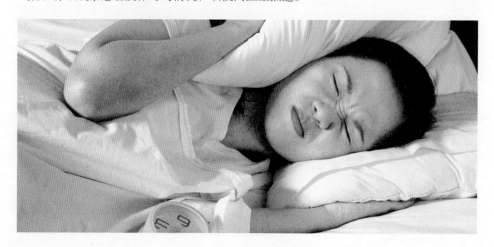

快速诊治 小儿急性阑尾炎

本病属小儿急症，要果断、及时地处理、治疗，以免延误病情。如果小儿急性阑尾炎伴发热，要进行降温处理，另外应根据患儿病情，选择对症疗法。病情缓解，体热也会随之缓解。对于化脓性、坏疽性及蛔虫等引起的梗阻性阑尾炎，确诊后尽早进行手术。如果是卡他性阑尾炎，可采用中西医结合的保守疗法。中药一般常用大黄牡丹皮汤等清热解毒之品。西药首选抗生素，常用药有青霉素、庆大霉素等。

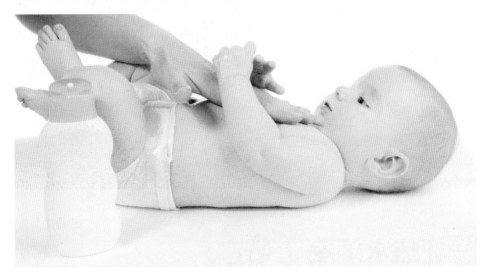

抽搐 家庭应急处理

如果抽搐持续10分钟而不缓解，应立即送往医院。抽搐家庭应急处理应让患者平卧，头部偏向一边，以防止舌头后坠堵住气管。用筷子或手帕、毛巾放入患者口中一侧，防止病人抽搐时咬伤舌头。在病人手脚及全身抽动时，应防止碰伤。如果是躺在床上的话，还应有人陪护，防止患者跌落。

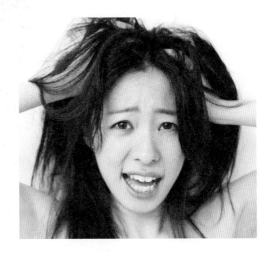

懂穴位，轻松治疗 小儿惊厥

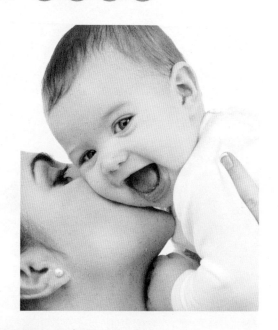

有时候小孩会出现两手紧握拳头，全身肌肉绷紧，叫他也不理，然后尖叫、傻笑，之后又恢复正常的状态，这就是小孩惊厥时候的症状。遇到此类情况，可尝试下列方法：使患儿侧卧位，头向一侧，松解衣扣，用纱布垫在上下磨牙之间，以防咬伤舌，保持呼吸通畅，保持安静。如果懂穴位，可以用手按摩或针刺百会、人中、合谷、十宣、内关等穴位。有高热的小孩应用冷水将手巾浸湿或用冰袋敷前额、肘窝、腋窝以降温。如果此类方法不见效，要及时送往医院找医生做检查。

一杯热水搞定 哮喘

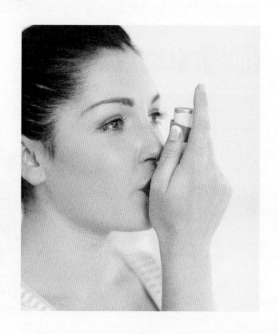

如果家人突发哮喘，别着急，一杯热水就可以减轻哮喘症状。患者发作时由于张口喘息，气管黏膜易因失水过多而致干燥，黏液和痰液变得稠厚而不易咯出，此时最好让患者吸入湿化氧气，以纠正缺氧，使痰液变稀释。一时无氧气时，可用1杯热水让患者吸入热蒸汽，湿润气管黏膜，同样可使痰液稀薄。适当应用祛痰和抗过敏药物，如川贝枇杷露等同样有效。

2 经络穴位：
通则不痛，应急通经络

>> 经络可以说是隐藏在人体中最完善的
医疗保健系统，只要保持经络的通畅，
人体自然会健康无疼痛。在两千多年前的
医学圣典《黄帝内经》中，先人们就已经
将经络治病养生的功效阐释得很清楚了。
他们认为经络是人体"决死生、处百病、
调虚实"的关键，不可不通，不通则痛。
千百年来，中医的拔罐、刮痧、按摩、艾
灸等疗法，都是以经络为基础。事实证明，
这些方法的祛痛养生功效，有的甚至比药
物和补品还要好。

什么是经络

从中医学来说，经络分别指的是两种系统，其中大的为经，它就好比是人体内的主环路，广泛地连接着人体内的重要部位；小的叫络，就如同主路旁的辅路，既是对主路的补充，又能够增加细微之处的联系。

经络系统包括十二经脉以及附属于十二经脉的十二经别、十二经筋、十二皮部，其中最主要的就是十二经脉和奇经八脉中的任督二脉。十二经脉里的气血就好像是江河里的水在不停地流动着，而奇经八脉就好像是湖泊和水库，有调节十二经脉气血的作用。当十二经脉的气血量多的时候，就会渗灌到奇经八脉中。要是十二经脉的气血不足的话，奇经八脉中的气血又会流到十二经脉中。

如果说经络是气血运行传输的通道，是纵横交错的线的话，那么穴位就是气血停留汇聚的地方所形成的一个个点。这些点不可小觑，理论上讲，人体的健康和疾病，通常会通过其相对应的穴位做出一定程度的反应和提示，是疾病的"报警器"。

远在新石器时代，我们的祖先就已经使用砭石来排脓放血，或在体表某一部位用火烤、烧灼等方法来减轻和消除伤痛。久而久之，我们的祖先逐渐意识到人体的某些特殊部位具有治疗疾病的作用，这就是穴位发现的最初过程。著名医典《黄帝内经》记载了160个穴位名称。晋代皇甫谧编纂了我国现存针灸专科的开山名作《甲乙经》，对人体340个穴位的名称、别名、位置和主治一一进行了论述。至宋代，王惟一重新考定穴位，撰著了《铜人腧穴针灸图经》，并且设计铸成专供针灸学习的两座针灸铜人，其造型之逼真、端刻之精确，令人叹服。我国古代医学家在长期实践过程中形成了经络学的完整理论体系。

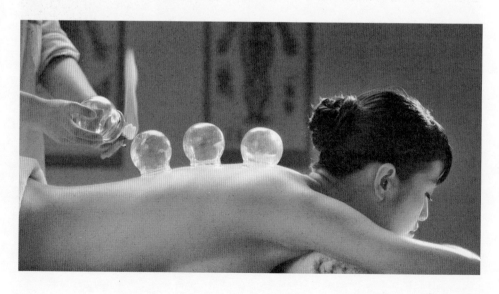

经络内属脏腑、外络肢节，将人体的五脏六腑、四肢百骸、五官九窍、皮肉筋骨等联系成一个有机的整体。十二经脉各属一脏一腑，它们之间的络属关系加强了脏腑之间的联系；五官九窍通过经脉与脏腑联系起来；十二经脉通过循行全身，将经脉之气聚于筋肉关节，布散于皮部，将皮肤、四肢筋肉与脏腑联系起来；十二经脉按照一定的流注次序及衔接规律相互联系，并通过特定穴位与奇经八脉沟通，加强了经脉之间的联系，形成了一个纵横交错、遍布全身的网络。

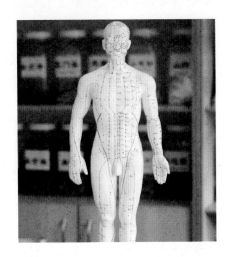

运行气血，抗御外邪

《灵枢·本藏》说："经脉者，所以行血气而营阴阳，濡筋骨，利关节者也……"气血是维持人体生命活动的物质基础，人体要想维持正常的生理活动，必须要有气血对全身各个器官濡养滋润，而经络就是运行气血的通路，能将营养物质布散到全身。当外邪侵犯人体时，它能调动全身气血，抵抗外邪，保卫机体。

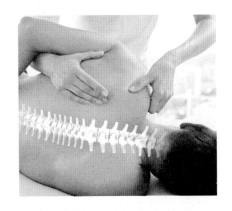

感应传导

经络具有感应传导作用，即当刺激一个穴位时，人体会产生酸、麻、胀、痛等感觉，这种感觉常沿着经脉循行路线向远端传导，这种现象称为"经络感传现象"，也就是中医所说的"得气"或"气至"。

反映病候

十二经脉与脏腑有着络属关系，它不仅能运行气血、营养五脏六腑，还能将脏腑病变反映到体表的一定部位，这个部位我们称为"反应点"。当某一脏腑发生病变时，在体表的相应部位可以出现压痛、结节、皮疹、脱屑、色泽改变等变化。

解读"痛则不通，通则不痛"

痛是一种生理现象。我们为什么会感觉到疼痛？中医说"痛则不通，通则不痛"。什么是通？通什么？这里的"通"是指"经络"的畅通，经络畅通则不痛，经络不通则会痛。人的所有的生命现象都是由经络引起的，其活动同五脏六腑里的五行气血物质有关。轻微的不通会痒，完全不通则是痛。神经是经络和内脏器官的过渡通道，神经不通则经络里的行气就不能够通过，严重时会失去运动能力、没有感觉。

中医认为"痛则不通，通则不痛"，说明痛是由于经气不通所引起的。而能导致经气不通的因素包括外邪（风、寒、湿、热）及正气不足。不是每个痛证都有明显的外伤史，大多数的痛证都是正气虚弱、外邪乘虚而入的"虚实夹杂"的状况。海边是湿气较盛的地方，但不是每个居住海边的人都会出现腰痛重着、四肢重坠、下肢浮肿疼痛等湿痹（因湿气引起的痛证）表现。若你有湿痹的表现，可能是因正气先虚、机体化湿能力下降、湿气滞留不去而导致的。

气血足则正气足。气血通过脏腑的功能与活动而生成，而脏腑功能活动又靠气血来推动。气血通过经络、血管循行全身，内至各个脏腑，外达筋骨皮毛，滋养着人体各个部分。气血与人体经络、脏腑各个方面都存在着相互依存、相互影响的紧密关系。一旦经络出现了问题，不通畅了，身体里面的气血便会出现堵塞，再严重的话，整个气血交通也就瘫痪了，这样的话，病也就产生了。也就是我们所说的"气血畅通则生机旺盛，气血不通则疾病丛生"。气血不通发生在腹内，则出现腹胀、腹痛，甚而出现症块；在皮肉，可见皮肤青紫、皮下血肿、产生疼痛；在肠胃，则可出现消化不良、排便不畅或呕血、便血；在心脏，会发生胸闷、心绞痛、口唇发绀，甚至发生心肌梗死，危及生命；在肺部，可出现肺叶不张、咳嗽、哮喘或咯血、吐血；在子宫，则会出现恶露不下、经闭、经行腹痛、月经不调、经色暗紫成块等。

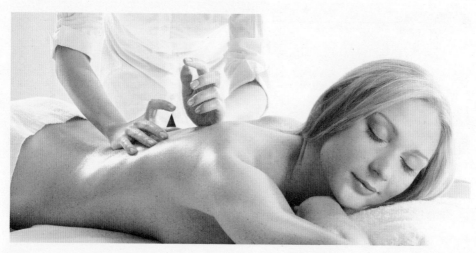

疏通经络，找对穴位是关键

人体出现疾病时可以通过刮拭人体的一些经络穴位来缓解和治疗，所以取穴尤为关键，自然穴位的定位也就成了重中之重。如果找对了穴位，再加上适当的操作手法，便可以益寿延年、缓解身体的各类疾病；但如果在一窍不通或是一知半解的情况下胡乱摆弄，则往往会弄巧成拙。所以，在进行自我刮痧之前，要先学会如何找准穴位。下面我们介绍常用的取穴方法。

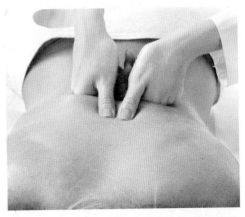

手指同身寸定位法：手指同身寸度量取穴法是指以患者本人的手指为标准度量取穴，是临床取穴定位常用的方法之一。这里所说的"寸"，与一般尺制度量单位的"寸"是有区别的，是用被取穴者的手指做尺子测量的。由于人有高矮胖瘦之分，不同的人用手指测量到的1寸也不等长。因此，测量穴位时要用被测量者的手指作为参照物，才能准确地找到穴位。

※ **拇指同身寸**：拇指指间关节的横向宽度为1寸。

※ **中指同身寸**：中指中节屈曲，内侧两端纹头之间的距离为1寸。

※ **横指同身寸**：又称"一夫法"，指的是食指、中指、无名指、小指并拢，以中指近端指间关节横纹为准，四指横向宽度为3寸。

另外，食指和中指二指指腹横宽（又称"二横指"）为1.5寸。食指、中指和无名指三指指腹横宽（又称"三横指"）为2寸。

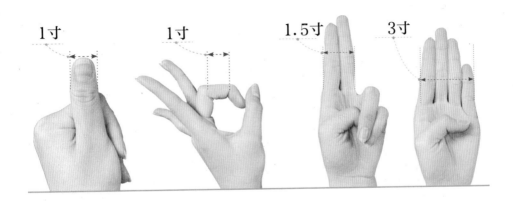

艾灸温经散寒通经络

艾炷灸就是将艾炷直接或间接置于穴位上施灸的方法。根据不同的操作方式，艾炷灸可分为直接灸（着肤灸）和间接灸（隔物灸）两大类。一般而言，用于直接灸时，艾炷要小些；用于间接灸时，艾炷可大些。

直接灸

直接灸，即把艾炷直接置于皮肤上施灸，以防治疾病的灸法。这是灸法中最基本、最主要且最常用的一种灸法。古代医家施灸时均以此法为主，现代临床上也较为常用。施灸时多用中、小艾炷。可在施灸穴位的皮肤上涂少许液状石蜡或其他油剂，使艾炷易于固定，然后将艾炷直接置于穴位上，用火点燃尖端。当患者有灼热感时，用镊子将艾炷夹去，再更换新艾炷施灸。灸治完毕后，可用油剂涂抹，以保护皮肤。此法适用于一般虚寒证及眩晕、皮肤病等。

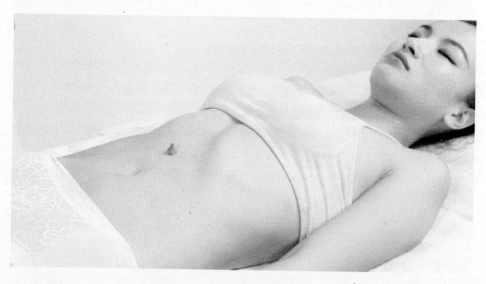

间接灸

间接灸，即在艾炷与皮肤之间垫上某种药物而施灸，具有艾灸与药物的双重作用，加之本法火力温和，易于被患者接受，故广泛应用于内、外、妇、儿、五官科疾病。间接灸根据其衬隔物品的不同，可分为多种灸法。

①**隔盐灸**：一般用于脐窝部（神阙穴）施灸。操作时用食盐填平脐孔，再放上姜片和艾炷施灸。若患者脐部凸起，可用水调面粉，搓成条状围在脐周，再将食盐放入面圈内隔姜施灸。本法对急性腹痛、痢疾、四肢厥冷和虚脱等具有回阳救逆之功。

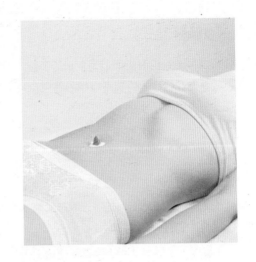

②**隔姜灸**：用厚约 0.3 厘米的生姜，在中心处用针穿刺数孔，上置艾炷放在穴位上施灸，病人感觉灼热不可忍受时，可用镊子将姜片向上提起，衬一些纸片或干棉花，放下再灸，或用镊子将姜片提举稍离皮肤，灼热感缓解后重新放下再灸，直到局部皮肤潮红为止。此法简便，易于掌握，一般不会引起烫伤，可以根据病情反复施灸，对虚寒病症如腹痛、泄泻、痛经等均有疗效。

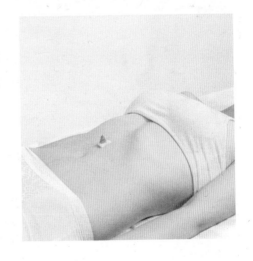

③**隔蒜灸**：取新鲜独头大蒜，切成厚约 0.3 厘米的蒜片，用细针于中间穿刺数孔，放于穴位或患处，上置艾炷点燃施灸。艾炷如黄豆大，每灸 4～5 壮更换蒜片，每穴每次灸足 7 壮。也可取适量大蒜捣成泥状，敷于穴上或患处，上置艾炷点燃灸之。本法适用于治疗痈、疽、疮、疖、蛇咬、蝎蜇等外伤疾患。

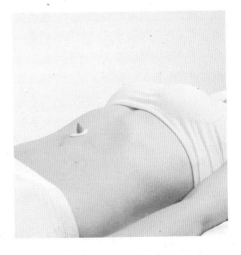

艾条灸

艾条灸是目前人们最为常用的灸法，因其方便、安全、操作简单，最适于进行家庭自我保健和治疗。将艾条点燃后在穴位或病变部位进行熏灸的方法，又称艾卷灸法。根据艾条的操作方法，分温和灸、雀啄灸和回旋灸三种。

温和灸

施灸者手持点燃的艾条，对准施灸部位，在距皮肤3厘米左右的高度进行固定熏灸，使施灸部位温热而不灼痛，一般每处需灸5分钟左右。温和灸时，在距离上要由远渐近，以患者自觉能够承受为度。

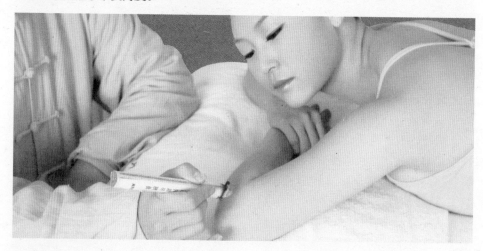

雀啄灸

施灸者手持点燃的艾条，在施灸穴位皮肤的上方约3厘米处，如鸟雀啄食一样做一上一下的活动熏灸，而不固定于一定的高度，一般每处熏灸3～5分钟。本法多用于昏厥急救及小儿疾病，作用上偏于泻法。注意向下活动时，不可使艾条触及皮肤，而且要及时掸除烧完的灰烬。此外，还应注意艾条移动速度不要过快或过慢，过快则达不到治疗目的，过慢易造成局部灼伤及刺激不均，影响疗效。

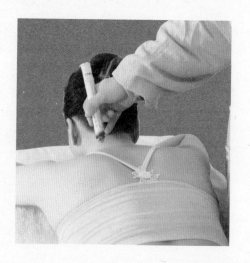

施灸者手持燃着的艾条，在施灸部位的上方约 3 厘米高度，根据病变部位的形状做速度适宜的上下、左右往复移动或反复旋转熏灸，使局部 3 厘米范围内的皮肤温热而不灼痛。

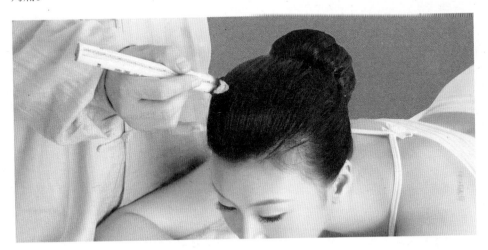

艾灸注意事项：

1. 术者在施灸时要聚精会神，以免烧烫伤患者皮肤或损坏病人衣物。

2. 对昏迷的病人、肢体麻木及感觉迟钝的患者和小儿，在施灸过程中灸量不宜过大。

3. 如果患者的情绪不稳，或在过饥、过饱、醉酒、劳累、阴虚内热等状态下，要尽量避免使用艾灸疗法。

4. 患者在艾灸前最好喝一杯温水，水的温度以略高于体温为宜，在每次灸治结束后再补充一杯热水。

5. 施灸的过程如果出现发热、口渴、出红疹、皮肤瘙痒等异常症状时，一般不要惊慌，继续采用艾灸疗法灸治下去，这些症状就会消失。

6. 施灸的时间长短应该是循序渐进的，施灸的穴位也应该由少至多，热度应逐渐增加。

7. 患者在采用艾灸疗法治疗疾病的过程中，尽量不要食生冷的食物（如喝冷水、吃凉饭等），否则会不利于疾病的治疗。

按摩行气活血通经络

点法

用指端、肘尖或屈曲的指关节突起部分着力，点压在一定部位的按摩手法称为点法。此法具有开通闭塞、活血止痛、解除痉挛、调整脏腑功能的作用。

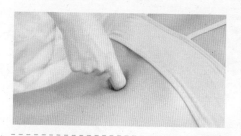

拿法

以单手或者双手的拇指与其他手指相对，握住施术部位，相对用力，并做持续、有节律地提捏的方法，称为拿法。注意拿捏时间不宜过长，次数不宜过多。

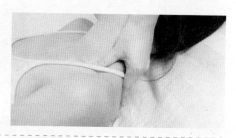

按法

用指、掌或肘深压于体表一定部位或穴位的按摩手法，称为按法。此法具有镇静止痛、开通闭塞、放松肌肉的作用。

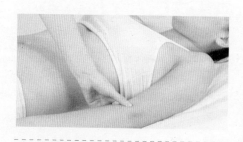

掐法

掐法是以拇指指尖在一定的部位或穴位上用力按压的一种按摩手法。掐法适用于面部及四肢部位的穴位，是一种强刺激的手法，具有开窍解痉的功效。

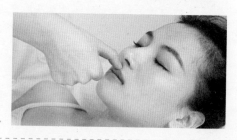

揉法

揉法是指用指、掌、肘部吸附于机体表面某些部位或穴位，做柔和缓慢的回旋转动或摆动，并带动皮下组织一起揉动的一类按摩手法。此法具有宽胸理气、舒经通络、活血化瘀、消肿止痛等作用。

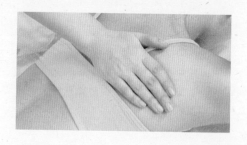

拔罐逐瘀除湿通经络

中医拔罐的原则是：治疗实证用泻法，即用单罐口径大、吸拔力大的泻法；治疗虚证用补法，即用单罐口径小、吸拔力小的补法。

常规拔罐法

根据拔罐时使用罐的多少，主要分为单罐和多罐两种方法，而多罐法又可分为密排罐法、疏排罐法、散罐法。

闪罐法

闪罐法是临床常用的一种拔罐手法，一般多用于皮肤不太平整、容易掉罐的部位。具体操作方法是用镊子或止血钳夹住蘸有适量酒精的棉球，点燃后送入罐底，立即抽出，将罐拔于施术部位，然后将罐立即起下，按上法再次吸附于施术部位，如此反复拔起多次至皮肤潮红为止。通过反复的拔、起，使皮肤反复地紧、松，反复地充血、不充血、再充血，形成物理刺激，对神经和血管有一定的兴奋作用，可增加细胞的通透性，改善局部血液循环及营养供应,适用于治疗肌萎缩、局部皮肤麻木、酸痛或一些较虚弱的病症。

刺络拔罐法

刺络拔罐、刺血拔罐疗法系点刺出血加拔罐的一种治疗方法。刺络拔罐方法是，选定治疗部位后，用75%酒精棉球消毒皮肤，先用梅花针、三棱针快速点刺局部，以皮肤红润稍有渗血为宜。将火罐迅速拔在刺血部位，火罐吸着后，精心观察出血多少决定拔罐的时间。血少可时间稍长，血多即刻取罐。一般每次留罐12分钟。起罐后，用消毒纱布擦净血迹，每次吸出的血不可太多。

拔罐注意事项

1. 拔罐时，室内需保持20℃以上的温度，最好在避风向阳处。
2. 拔罐顺序应从上到下，罐的型号则应上小下大。
3. 拔罐时的吸附力过大时，可按挤一侧罐口边缘的皮肤，稍放一点空气进入罐中。初次采用闪罐者或年老体弱者，宜用中、小号罐具。

应急止痛：小穴位，大疗效

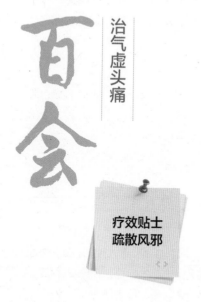

治气虚头痛

百会

疗效贴士
疏散风邪

百会穴属奇经八脉之督脉，因头为诸阳之会，本穴位居颠顶，联系脑部，是调节大脑功能的要穴。同时，本穴为百脉之宗，是各经脉气会聚之处，连贯周身经穴，对于调节机体的阴阳平衡有重要作用。刺激本穴能打通全身经络，升阳理气，有效缓解气虚引起的头部空痛。

功效与作用

用于头面五官、神志及气虚下陷等疾患。如头风、头痛目眩、耳聋、耳鸣、脱肛、痔疮等。现代多用以治疗中风昏迷、神经性头痛、精神分裂症、神经衰弱、胃下垂、子宫脱垂、高血压、低血压等。

定位 位于头部，当前发际正中直上5寸，或两耳尖连线的中点处。

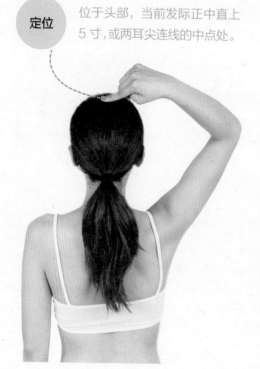

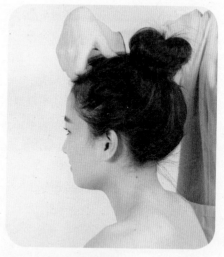

按摩方法

用拇指指腹揉按百会穴2分钟，以局部有酸胀感为度。

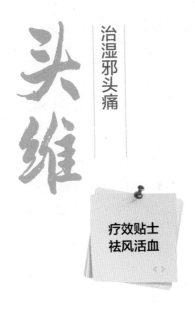

头维

治湿邪头痛

疗效贴士
祛风活血

头维穴为足阳明胃经在头角部的腧穴，常可治疗湿邪内侵的头部腧穴。湿为阴邪，易袭阳位，其性重浊，所以感受湿邪时会有头痛如裹、困重的感觉。刺激本穴，可有效缓解湿邪头痛，不再头重脚轻。

功效与作用

用于头颠、面目等疾患。如偏头痛、目眩目痛、迎风流泪、视物不明、眼睑痉挛、喘逆等。现代多用以治疗神经血管性头痛、面神经麻痹、眼轮匝肌痉挛、精神分裂症等。

配伍治病

配合谷	防治头痛
配风池、率谷、合谷、列缺	防治偏头痛、眼痛
配合谷、后溪、太冲、涌泉	防治神经分裂症

定位 位于头侧部，当额角发际上 0.5 寸，头正中线旁开 4.5 寸。

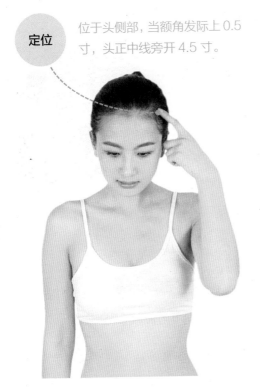

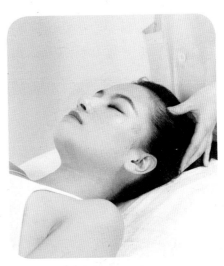

按摩方法

用拇指指腹揉按头维穴 3 ~ 5 分钟，以局部皮肤发红为度。

太阳

缓解血压升高

太阳穴属经外奇穴，《达摩秘方》中将揉按此穴列为"回春法"，认为常用此法可保持大脑的青春常在、返老还童。当人们长时间连续用脑或者血压过高，太阳穴往往会出现重压或胀痛的感觉，这时按摩太阳穴效果会非常显著。

疗效贴士
通经活络

功效与作用

用于头面、眼目等疾患。如头痛、眩晕、目赤痛痒、青盲、雀目、眉棱骨痛、口眼喎斜、喉痹等。现代多用以治疗血管性头痛、结膜炎、角膜炎、屈光不正、夜盲、视神经萎缩、三叉神经痛、面神经麻痹等。

配伍治病

配耳尖	治疗急性结膜炎
配养老、风池、足临泣	防治头晕、目眩、眼花
配列缺、头维	治头痛、偏头痛

定位 位于颞部，当眉梢与目外眦之间，向后约一横指的凹陷处。

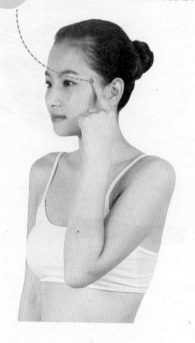

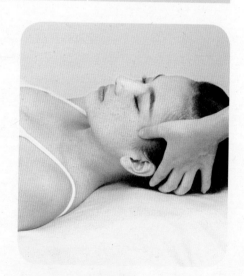

按摩方法

用拇指指腹顺时针揉按太阳穴 30 ~ 50 次，以局部有酸胀感为度。

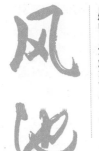

风池

感冒头痛有奇功

风池穴是足少阳胆经的常用腧穴之一,中医有"头目风池主"之说。它能够提神醒脑,治疗大部分风病,对眼部疾病、颈椎病以及外感风寒、内外风邪引发的头痛均有治疗效果,若是感冒引发了头痛,不妨试试刺激本穴,会有意想不到的效果。

疗效贴士
明目止痛

功效与作用

用于头目、耳鼻、外感、神志等疾患。如头痛、发热、颈项强痛、头晕、目赤肿痛、鼻炎、失眠、中风、肩背痛等。现代多用以治疗流行性感冒、神经性头痛、视神经萎缩、近视、神经衰弱、高血压等。

配伍治病

配大椎、后溪	主治颈项强痛
配睛明、太阳、太冲	主治目赤肿痛
配阳白、颧髎、颊车	主治口眼㖞斜

定位　位于项部,当枕骨之下,与风府相平,胸锁乳突肌与斜方肌上端之间的凹陷处。

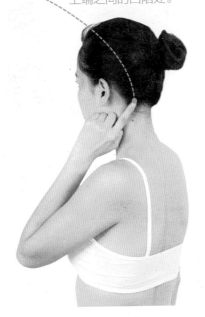

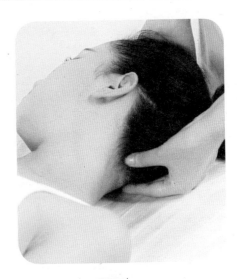

按摩方法

将拇指与其余手指相对,拿捏风池穴3～5分钟,以局部有酸胀感为度。

四白

祛目痛，解疲劳

疗效贴士
通经活络

四白穴是足阳明胃经重要穴位之一。刺激四白穴对眼部能起到很好的保健作用，指压该穴位能提高眼睛机能、预防近视，对于缓解眼睛胀痛、缓解疲劳很有疗效，还能促进脸部血液循环，使面部经络通畅，祛除面部各类疼痛，让皮肤变得红润光泽。

功效与作用

用于治疗眼目、面部等疾患。如目赤肿痛、目翳、眼睑痉挛、迎风流泪、头痛目眩、口眼㖞斜等。现代多用以治疗三叉神经痛、鼻炎、鼻窦炎、角膜炎、近视眼、视神经萎缩、胆道蛔虫症等。

配伍治病

配丰隆、太白、太冲	主治目翳、眼睑𥆧动、青光眼
配颊车、攒竹、太阳	主治口眼㖞斜、角膜炎
配涌泉、大杼	主治头痛

定位 位于面部，眼眶下缘正中直下1横指处。

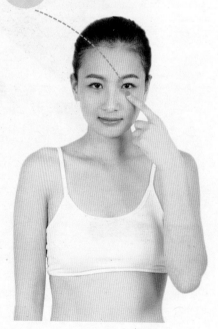

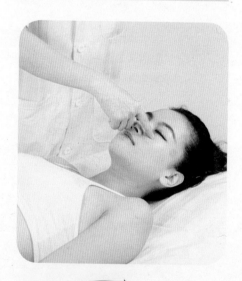

按摩方法 ➡

用食指指腹揉按四白穴60～100次，以局部皮肤出现红晕为度。

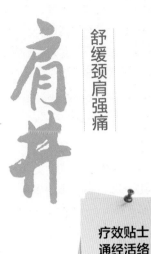

肩井

舒缓颈肩强痛

肩井穴是足少阳胆经的常用腧穴之一。长时间的工作，加之缺乏运动，肩膀不时会酸胀疼痛，甚至手臂都不能弯曲。刺激该穴能改善颈肩部血液循环，使僵硬的肩膀逐渐得到放松，疼痛之感一扫而光。

功效与作用

用于项背、胎产、神志等疾病。如肩背疼痛、手臂不举、颈项强、腰髋痛、中风、咳嗽、眩晕、难产、乳痈、产后乳汁不下等。现代多用以治疗乳腺炎、功能性子宫出血、乳腺增生、颈淋巴结结核、中风偏瘫等。

疗效贴士
通经活络

配伍治病

配肩髃、天宗	主治肩背痹痛
配乳根、少泽	主治乳汁不足、乳痈
配合谷、三阴交	主治难产

定位 位于肩上，前直乳中，当大椎与肩峰端连线的中点上。

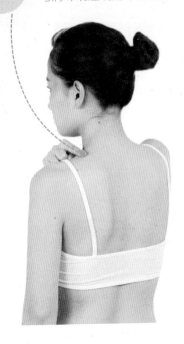

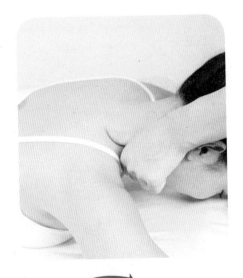

按摩方法

用拇指与食指关节相对，拿捏肩井穴3~5分钟；以局部有酸胀感为度。

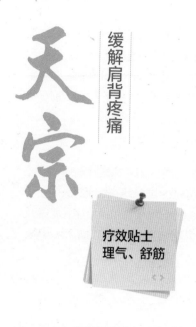

天宗

缓解肩背疼痛

天宗穴是手太阳小肠经常用的腧穴之一。颈肩综合征这种职业病主要表现为肩背部僵硬、发紧。刺激此穴会产生强烈的酸胀感，可以放松肩部、背部的肌肉，使疼痛感明显减轻，或使肩背部活动自如。

功效与作用

用于胸肺、肩背疾患等。如胸胁支满、咳嗽、气喘、肋间神经痛、颊颔肿痛、乳腺炎、肩胛疼痛、落枕、肩周炎、肘外廉后侧痛、肩背软组织损伤等。

疗效贴士
理气、舒筋

配伍治病

配臑会	主治肩臂肘痛、肩关节周围炎
配膻中	主治乳痈、乳腺增生
配秉风	治肩胛疼痛

定位 位于肩胛部，当冈下窝中央凹陷处，与第四胸椎相平。

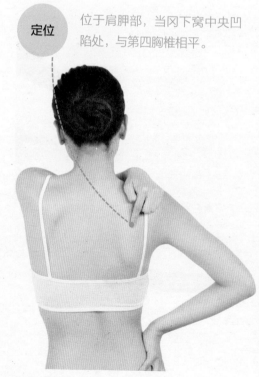

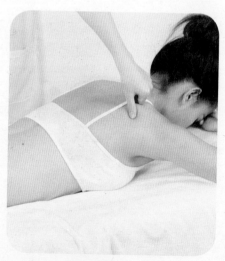

按摩方法

用拇指指腹揉按天宗穴 100 次，以局部有酸胀感为度。

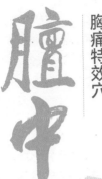

膻中

胸痛特效穴

膻中穴属奇经八脉之任脉，是心包经的一身宗气聚集之处，为治疗胸闷气急、胸痛的要穴。现代医学研究证实，刺激该穴可通过调节神经功能、松弛平滑肌、扩张冠状血管及消化道内腔径，起到解痉止痛的作用。

**疗效贴士
通经活络**

功效与作用

用于心肺及乳房疾患等。如胸痹、心痛、心烦、心律不齐、心绞痛、咳嗽气喘、气管炎、哮喘、咯唾脓血、产后乳汁少、乳腺炎及胸膜炎、肋间神经痛、贲门痉挛、小儿吐乳等。

配伍治病

配肺俞、丰隆、内关	主治咳嗽痰喘
配厥阴俞、内关	主治心悸、心烦、心痛
配曲池、合谷	主治急性乳腺炎

定位　位于胸部，当前正中线上，平第四肋间，两乳头连线的中点。

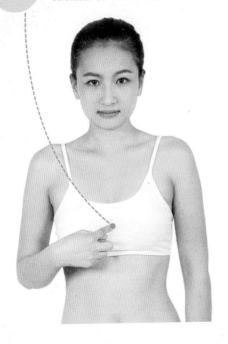

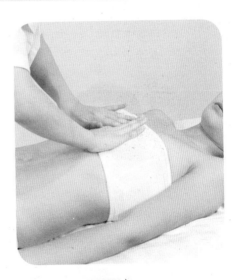

按摩方法

用手掌大鱼际擦按膻中穴5～10分钟，以局部皮肤发红为度。

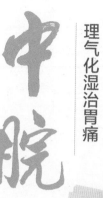

中脘

理气化湿治胃痛

中脘穴属奇经八脉之任脉，八会穴之腑会，为胃之募穴。故本穴可用治一切腑病（如胃、胆、胰腺、大小肠），尤以胃的疾患为先。经常刺激中脘穴，对胃脘胀痛、腹痛等有很好的疗效。

疗效贴士
和胃降逆

功效与作用

用于脾胃疾患等。如腹痛、腹胀、胃脘痛、胃下垂、消化性溃疡、急性肠梗阻、消化不良、肠鸣、泄泻、痢疾、便秘，以及失眠、精神病、高血压、黄疸、疳积、虚劳吐血等。

配伍治病

配百会、足三里、神门	主治失眠、烦躁
配阳池、胞门、子宫	主治腰痛、痛经
配肝俞、太冲、三阴交、公孙	治疗胃溃疡

定位 位于上腹部，前正中线上，当脐中上4寸。

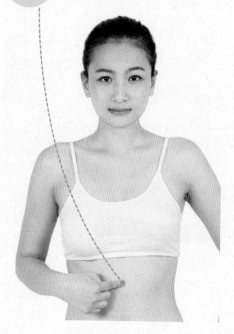

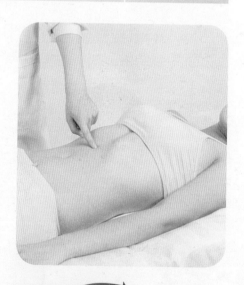

按摩方法

用食指指尖推揉中脘穴3～5分钟，以局部皮肤潮红为度。

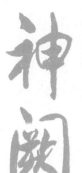

神阙

温通脐腹冷痛

神阙穴是任脉常用穴位之一，当元神之门户，故有回阳救逆、开窍苏厥之功效。该穴位于腹之中部，下焦之枢纽，又邻近胃与大小肠，所以还能健脾胃、理肠止泻。本穴除治中风脱证、厥逆之外，还可用手治疗腹泻、脐腹冷痛、脱肛等症。

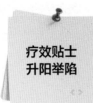

疗效贴士
升阳举陷

功效与作用

用于脾胃疾患及急救。如急慢性肠炎、细菌性痢疾、肠粘连、脐腹冷痛、水肿、便秘、脱肛及中风脱证、四肢厥冷、休克等。

配伍治病

| 配百会、膀胱俞 | 主治脱肛 |
| 配关元 | 主治泄泻、肠鸣、腹痛 |

定位 位于腹中部，脐中央。

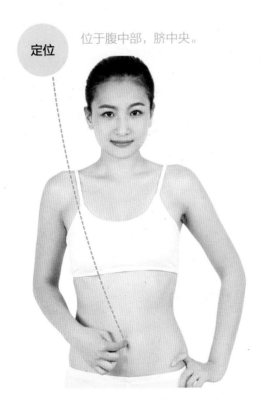

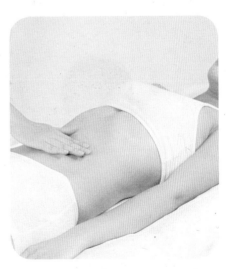

按摩方法

搓热双掌，然后覆于神阙穴上，揉按2～3分钟，以局部皮肤潮红为度。

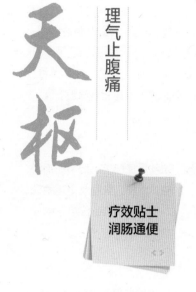

天枢

理气 止腹痛

天枢穴属于足阳明胃经，是手阳明大肠经募穴，恰为人身之中点，如天地交合之际，升降清浊之枢纽。大肠功能出现问题，按压天枢穴处会有痛感。刺激天枢穴可改善肠腑功能，缓解或消除肠道功能失常而导致的各种腹痛，不仅能治疗便秘，还可止腹泻。

疗效贴士
润肠通便

功效与作用

用于肠胃、少腹等疾患。如腹胀肠鸣、绕脐切痛、便秘、呕吐、水肿、痛经、月经不调、崩漏、产后腹痛等。现代多用于治疗急慢性胃炎、急慢性肠炎、细菌性痢疾、阑尾炎、腹膜炎、肠道蛔虫症、肠梗阻等。

配伍治病

配上巨虚	主治急性细菌性痢疾
配足三里	主治小儿腹泻
配中极、三阴交、太冲	主治月经不调、痛经

定位 位于腹中部，距脐中2寸。

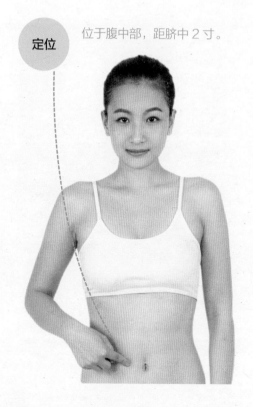

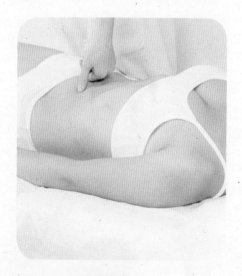

按摩方法

用拇指指腹揉按天枢穴1～3分钟，以局部皮肤发红为度。

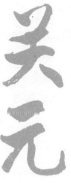

关元

缓解脐腹绞痛

关元穴是任脉常用穴位之一，为元气所藏之处，是"为男子藏精，女子蓄血之处"，具有补肾壮阳、理气和血等作用，用于治疗元气虚损病症、妇科病症和下焦病症等效果显著，如痛经、月经不调等。当脐腹受寒绞痛时，刺激本穴亦可有效缓解。

疗效贴士
补益下焦

功效与作用

用于泌尿、生殖及肠胃疾患。如脐腹绞痛、小便赤涩、遗尿、癃闭、水肿、遗精、阳痿、早泄、月经不调、崩漏、腹痛、脱肛等。现代多用于治疗细菌性痢疾、胃肠炎、盆腔炎、神经衰弱、高血压等。

配伍治病

配足三里、脾俞、公孙、大肠俞	防治里急腹痛
配三阴交、血海、中极、阴交	防治痛经、月经不调

定位 位于下腹部，前正中线上，当脐中下3寸。

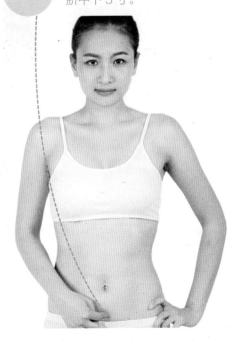

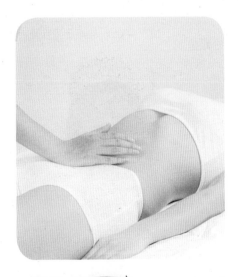

按摩方法

用手掌根部推揉关元穴2～3分钟，以局部皮肤发红为度。

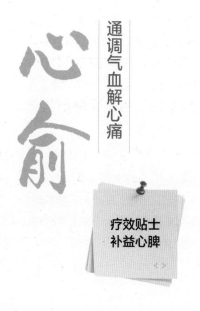

心俞

通调气血解心痛

疗效贴士
补益心脾

心俞穴是足太阳膀胱经的常用腧穴之一，为心的背俞穴。心脏功能的强弱和血液循环的盛衰，直接影响全身的营养状况，而保养心脏则以养心安神、养血益气为主，心血不足或瘀阻会导致胸背疼痛。适当刺激心俞穴能有效调节心脏功能，补充心脏气血，缓解疼痛。

功效与作用

用于心神及局部等疾患。如心痛、胸闷、惊悸、肩背痛、手足心热、遗精等。现代多用于治疗风湿性心脏病、心动过速、心绞痛、冠心病、神经衰弱等。

配伍治病

配巨阙	治心痛引背、冠心病、心绞痛
配神门、三阴交	主治健忘、失眠、惊悸、梦遗
配太渊、孔最	主治咳嗽、咯血

定位 位于背部，当第五胸椎棘突下，旁开 1.5 寸。

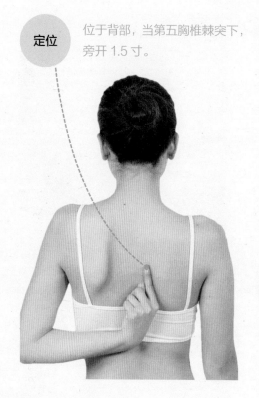

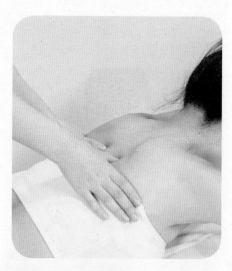

按摩方法

用拇指指腹点按心俞穴 100 次，以局部有酸胀感为度。

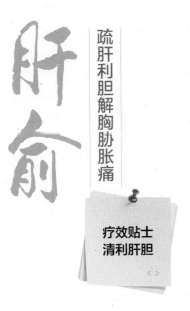

肝俞

疏肝利胆解胸胁胀痛

疗效贴士
清利肝胆

肝俞穴属足太阳膀胱经，为肝之背俞穴，善于散发肝脏之热。精血是生命的根本，肾藏精、肝藏血，肝俞穴历来被视为肝脏的保健要穴。经常刺激肝俞穴可起到调肝护肝的作用。肝胆相照，肝功能正常运行，血气充足，胆自然就健康，因肝胆不利引起的胸胁胀痛自然也就不药而愈。

功效与作用

用于肝胆、神志、眼目、血证等疾患，如脘腹胀痛、黄疸、目赤痒痛、脊强反折、吐血、头痛、腰背痛、寒疝等。现代多用于治疗慢性胆囊炎、慢性胃炎等。

配伍治病

配期门	主治肝炎、胆囊炎、胁痛
配百会、太冲	主治头昏、头痛、眩晕
配肾俞、太溪	主治健忘、失眠

定位 位于背部，当第九胸椎棘突下，旁开 1.5 寸。

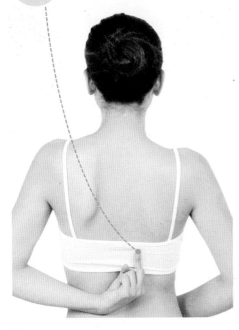

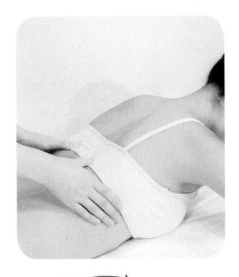

按摩方法

用拇指指腹揉按肝俞穴 100 次，以局部有酸胀感为度。

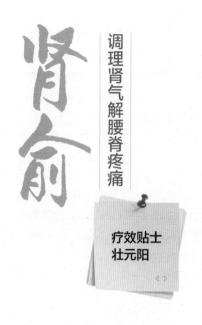

肾俞

调理肾气 解腰脊疼痛

疗效贴士
壮元阳

肾俞穴属足太阳膀胱经，为肾之背俞穴。肾藏精，刺激肾俞穴，能促进肾脏的血流量，同时改善肾脏及腰部的血液循环，达到强肾护肾、强健腰脊的目的，对于长期姿势不当或突然用力过猛引发的腰脊疼痛有缓解的作用，还能调理肾气，改善下焦不利引发的小腹痛、尿痛。

功效与作用

用于肝肾、膀胱等疾患。如腰脊酸痛、尿频、遗尿、遗精、阳痿、月经不调、痛经、不孕、耳鸣、水肿、少腹急痛等。现代多用于治疗肾炎、肾结石、糖尿病等。

配伍治病

配期门	主治肝炎、胆囊炎、胁痛
配百会、太冲	主治头昏、头痛、眩晕
配肾俞、太溪	主治健忘、失眠

定位 位于背部，当第二腰椎棘突下，旁开 1.5 寸。

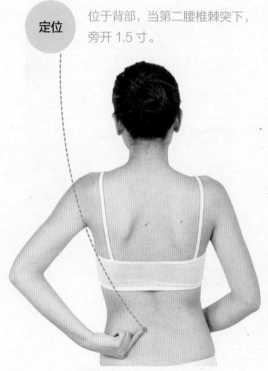

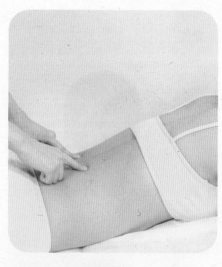

按摩方法

用食指指腹揉按肾俞穴 100 次，以局部有酸胀感为度。

列缺

头项臂痛齐调

列缺穴为手太阴肺经之络穴。肺经不上头面，但列缺能治疗头项、颜面疾患。此穴直接联络手阳明大肠经，可通调经气，治疗两经病变。经常刺激列缺穴有宣肺解表、通经活络的作用，临床上主要用于配合治疗头、项及手臂疼痛等病症。

疗效贴士
疏风、降气

功效与作用

用于外感、头项及肺系疾患等。如咽喉肿痛、落枕、头项强直痛、咳嗽、气喘、手腕无力等。现代多用于治疗感冒、神经性头痛、面神经麻痹等。

配伍治病

配合谷、地仓、颊车	治疗面神经炎
配阳溪、偏历、阳池	可以治疗手腕狭窄性腱鞘炎
配下关、颊车、合谷	对牙龈肿胀、疼痛有很好的疗效

定位　位于前臂桡侧缘，桡骨茎突上方，腕横纹上 1.5 寸，当肱桡肌与拇长展肌腱之间。

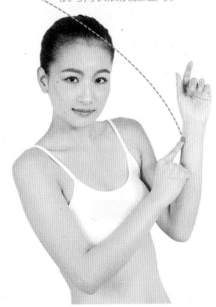

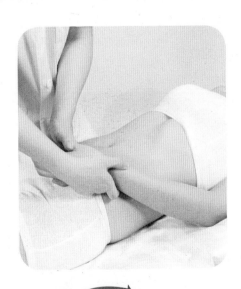

按摩方法

用拇指指腹揉按列缺穴 100 次，以出现循经感传现象为度。

太渊

通调血脉解心痛

太渊穴为手太阴肺经之腧穴，是手太阴肺经的母穴，"虚则补其母"，加上又是肺经之原穴，为肺经之原气流注之处，故此穴擅长补肺虚。穴居寸口，肺朝百脉，此穴又是八会穴之脉会，有调气血、通血脉、助心脉搏动之功，故可用于心脉瘀阻的心痛、心悸、无脉症。

**疗效贴士
益心通阳**

功效与作用

用于呼吸系统及心胸疾患等。如咳嗽、气喘、唾血、支气管炎、哮喘、胸闷、心痛、心悸、心绞痛、臂内廉痛、掌中热、无脉症、腕关节及周围软组织疾患等。

配伍治病

配肺俞、尺泽、中府	可以治疗气管炎、咳嗽
配尺泽、鱼际、肺俞	可治咳嗽、咯血、胸痛
配人迎	可治无脉症

定位 位于腕掌侧横纹桡侧，桡动脉搏动处。

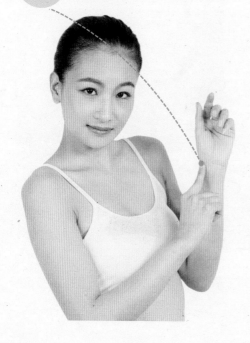
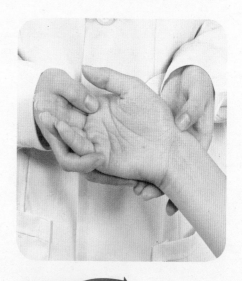

按摩方法

用拇指指腹按压太渊穴片刻，然后松开，反复5～10次，以局部有酸胀感为度。

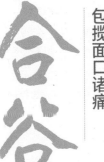

合谷

包揽面口诸痛

合谷穴为手阳明大肠经之原穴，长于疏解面齿之风邪、通调头面之经络，是治疗热病及头面五官各种疾患之要穴，各类面口疼痛均可刺激本穴。同时，本穴又为大肠经原气所输注之处，故可调节胃肠功能、缓解消化道诸痛。

疗效贴士
缓急止痛
< >

功效与作用

用于外感时邪以及头面五官、胸肺、肠胃疾患等。如头痛、目赤肿痛、鼻塞、耳鸣、耳聋、齿痛、咽喉肿痛、咳嗽、气喘、腹痛等。现代多用于治疗感冒、面神经麻痹或痉挛、急慢性鼻炎、牙龈炎、高血压等。

配伍治病

配颊车、迎香	主治牙痛、面痛、面瘫
配太冲	主治癫狂、头痛、眩晕、高血压
配三阴交	主治月经不调、痛经、经闭、滞产

定位 位于手背，第一、二掌骨间，当第二掌骨桡侧的中点处。

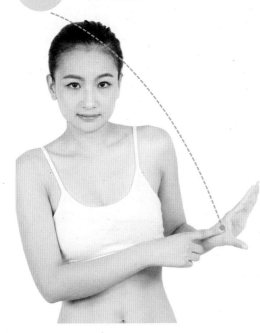

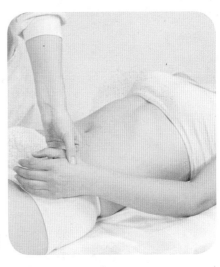

按摩方法

用拇指指尖用力掐合谷穴 100 次，以局部有酸痛感为度。

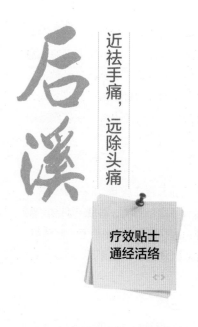

后溪

近祛手痛，远除头痛

疗效贴士
通经活络

后溪穴为手太阳小肠经之腧穴，又是八脉交会穴之一（通于督脉），能通经络、正脊柱。对于长期在电脑前工作或学习的朋友，每过 1 小时把双手后溪穴放在桌沿上来回滚动 3 ~ 5 分钟，可以缓解久坐带来的不良影响。另外，本穴位于手部，因其近治作用，还能治疗手掌疼痛。

功效与作用

用于头项、五官、心神及本经脉所过部位的疾患。如头项强痛、角弓反张、头晕目眩、头痛身热、目赤肿痛、耳鸣、耳聋、手肘五指痛等。

配伍治病

配列缺、悬钟	可治项强痛
配人中	可治急性腰扭伤
配天柱	可治颈项强直、落枕

定位 位于手掌尺侧，微握拳，当小指本节（第五掌骨关节）后的远侧掌横纹头赤白肉际处。

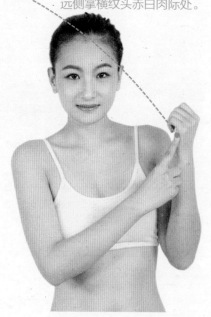

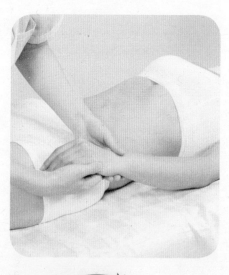

按摩方法

用拇指指尖掐按后溪穴 1 分钟，以局部有酸痛感为度。

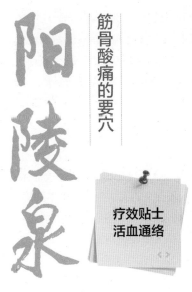

阳陵泉

筋骨酸痛的要穴

阳陵泉穴是足少阳胆经的常用穴位之一，八会穴之筋会，是筋气聚会之处。刺激该穴可疏肝利胆、舒筋活络，能够治疗腰腿痛、膝关节炎、坐骨神经痛等病症，换言之，有关筋骨的病症都可以找本穴，能够帮助患者从筋骨酸痛中解脱出来，恢复腰膝强健的状态。

疗效贴士
活血通络

功效与作用

用于胆、肝、下肢等疾患。如头痛、腰痛、膝股疼痛、下肢麻木、遗尿、颜面水肿等。现代多用于治疗肝炎、胆囊炎、胆道蛔虫症、高血压、肋间神经痛等。

配伍治病

配环跳、风市、委中、悬钟	治半身不遂、下肢痿痹
配阴陵泉、中脘	治胁肋痛
配人中、中冲、太冲	主治小儿惊风

定位 位于小腿外侧，当腓骨小头前下方的凹陷中。

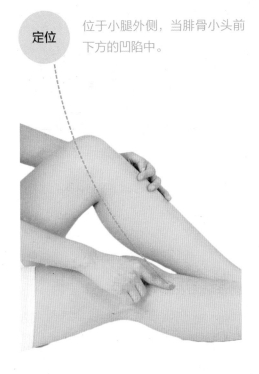

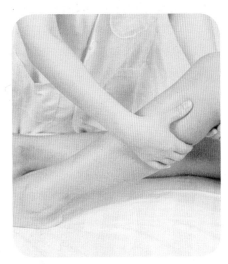

按摩方法

用拇指指腹揉按阳陵泉穴3～5分钟，以局部有酸胀感为度。

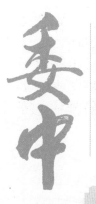

委中

调理腰背诸痛

委中穴是足太阳膀胱经上的重要穴位之一，为膀胱经之合穴。体力劳动和久坐之人，腰背部常出现酸痛的情况。古有"腰背委中求"之语，刺激该穴可以治腰背疼痛，对一些下肢疾病也有缓解、治疗的作用。

功效与作用

用于腰腿、肠胃及本经脉所过部位的疾患。如腰脊痛、风寒湿痹、半身不遂、丹毒、头痛、腋下肿痛、小腹肿痛等。现代多用于治疗急性腰扭伤、坐骨神经痛、急性肠胃炎、膝关节炎、下肢瘫痪等。

疗效贴士
强腰舒筋

配伍治病

配肾俞、腰阳关	主治腰腿痛、坐骨神经痛
配曲池、风市	主治湿疹、疔疮
配阳陵泉、悬钟	主治下肢痿痹

定位 位于腘横纹中点，当股二头肌腱与半腱肌肌腱的中间。

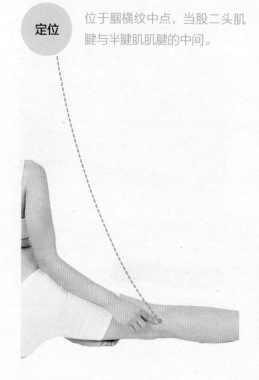

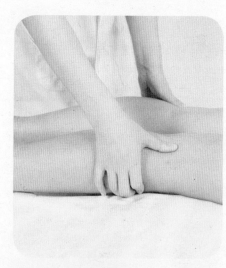

按摩方法

用拇指指腹揉按委中穴 100 次，以局部有酸胀感为度。

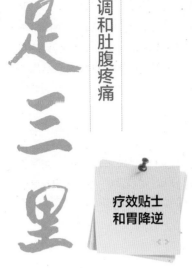

足三里

调和肚腹疼痛

足三里穴是足阳明胃经的主要穴位之一，为胃经之合穴，是所有穴位中最具养生保健价值的穴位之一，同时也是调理肠胃功能的保健要穴，但凡肠胃问题引起的肚腹疼痛，均可刺激本穴来缓解，所以有"肚腹三里留"的说法。本穴还能缓解膝腿疼痛，让双腿变得比较有力。

**疗效贴士
和胃降逆**

功效与作用

用于脾胃、心神、胸肺、少腹、下肢等疾患。如脘腹胀满、胃脘痛、便秘、中风、咳嗽、痛经、膝痛等。现代多用以治疗急慢性胃炎、神经性头痛、高血压等。

配伍治病

配曲池、丰隆、三阴交	主治头晕、目眩
配梁丘、期门、内关	主治乳痈
配脾俞、气海、肾俞	主治脾虚慢性腹泻

定位 位于小腿前外侧，当犊鼻下3寸，距胫骨前缘一横指（中指）。

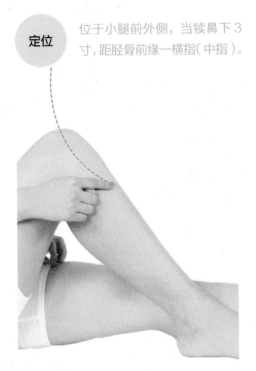

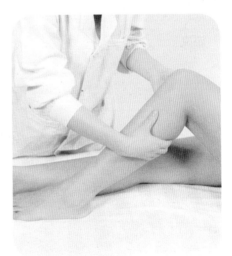

按摩方法

用拇指指腹推按足三里穴1~3分钟，以局部皮肤发红为度。

承山

止抽筋疼痛

承山穴是足太阳膀胱经的常用腧穴之一，所在的位置相当于"筋、骨、肉"的一个交点，是最直接的受力点。经常穿高跟鞋的女性或久站、缺钙、腿部受寒的人，容易出现小腿抽筋的状况，发作时疼痛难忍。按压承山穴能有效解痉止痛，对痔疮引起的肛周疼痛也有治疗功效。

疗效贴士
理气清热

功效与作用

用于腰腿及肛门等疾患。如腰脊痛、膝下肿、下肢酸重、脚跟急痛、脚弱无力、腹痛等。现代多用于治疗腓肠肌痉挛、坐骨神经痛等。

配伍治病

配环跳、阳陵泉	主治腓肠肌痉挛、下肢痿痹
配大肠俞、秩边	主治便秘

定位 位于小腿后面正中，委中与昆仑之间，当伸直小腿或足跟上提时腓肠肌肌腹下出现尖角凹陷处。

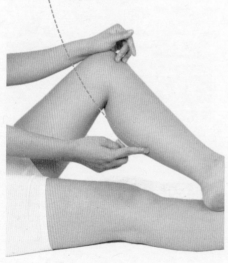

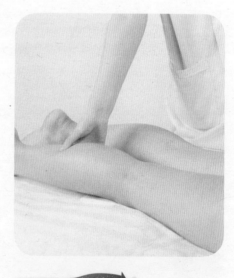

按摩方法

用拇指指腹揉按承山穴 100 次，以出现循经感传现象为度。

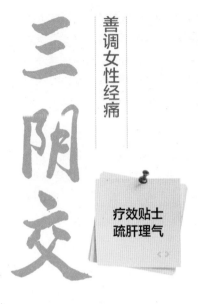

善调女性经痛

三阴交

疗效贴士
疏肝理气

三阴交穴属足太阴脾经，十总穴之一，指的是三条阴经——足太阴脾经、足少阴肾经、足厥阴肝经的交会处，它主要调理下焦，也就是肚脐以下的部位，其中对治疗女性痛经特别有效，还可安神、帮助睡眠，是让女性青春永驻的首选穴位。

功效与作用

用于脾胃、肝肾及本经脉所过部位的疾患。如呕吐、胸腹胀满、腹痛肠鸣、黄疸、水肿、月经不调、经闭、带下、血崩、阴茎痛、小便不利等。现代多用于治疗功能性子宫出血、子宫下垂、肾炎、尿潴留等。

配伍治病

配中脘、内关、足三里	主治血栓闭塞性脉管炎
配阴陵泉、膀胱俞、中极	主治癃闭
配中极、天枢、行间	主治月经不调、痛经

定位 位于小腿内侧，当足内踝尖上3寸，胫骨内侧缘后方。

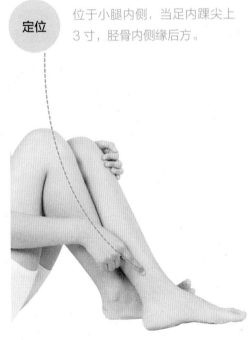

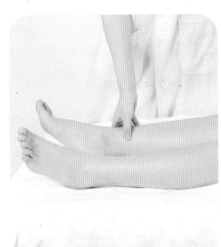

按摩方法

用拇指指腹揉按三阴交穴100次，以局部有酸胀感为度。

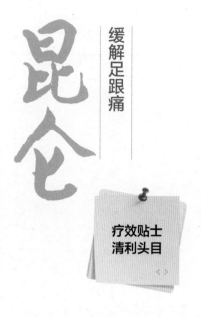

昆仑

缓解足跟痛

昆仑穴属足太阳膀胱经，为膀胱经之经穴。足跟是人体负重的主要部分，足跟痛最常见于久站，尤其是经常穿高跟鞋的女性。经常刺激昆仑穴，能增强下肢肌肉力量，以缓解足跟痛的症状。

疗效贴士
清利头目

功效与作用

用于头项、腰腿、膝胫等疾患。如头痛目眩、目赤肿痛、齿痛颊肿、项背强痛、腰痛如折、腿股疼痛等。现代多用于治疗神经性头痛、坐骨神经痛、腰部软组织损伤、下肢瘫痪等。

配伍治病

| 配风池、后溪 | 主治头痛、惊痫 |
| 配风市、阳陵泉 | 主治下肢痿痹 |

定位 位于足部外踝后方，当外踝尖与跟腱之间的凹陷处。

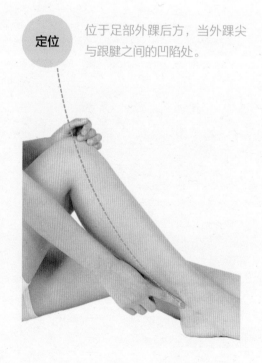

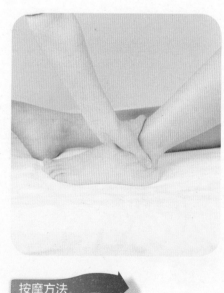

按摩方法

用拇指指腹揉按昆仑穴 100 次，以局部有酸胀感为度。

PART 3

五官：
全家通调没烦恼

>> 人的五官通常是一个人面貌的外在表现，又可谓是人的"第二张脸"。当五官出现异常或不适时，其表现出来的症状常会影响到我们的身心健康。在中医面诊中，观五官可知人的健康，因此，五官与健康息息相关，对五官的调养与治疗也是对身体的调养与治疗。我们常说的五官科疾病包括眼科、耳科、鼻科、喉科、口腔科的疾病。当出现五官科急症时，不妨学习一些应急妙招，为您和家人及时止痛疗疾，同时也能为进一步治疗争取宝贵的时间。

近视 无烦恼，
枸杞炖猪肝马上调

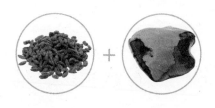

李女士的女儿读初三了，功课特别紧，经常要熬夜做题复习功课。最近女儿反映，眼睛有点看不清黑板上的字了，看远处的人和东西也是模糊的。经眼科医生检查，女儿属于假性近视，是用眼过度、眼睛疲劳引起的，多注意休息，视力就会恢复正常。医生帮李女士的女儿检查完眼睛后，告诉她假性近视可以采用食疗的方式来改善，枸杞炖猪肝就很合适。医生建议李女士每天做 1 次枸杞炖猪肝给孩子吃，坚持一段时间。此外，还要多吃含钙的食物，如牛奶、虾皮、海带、黄豆及其制品等；少吃含糖过多的食品，因为糖分过多会使血中产生大量的酸，影响食物中钙离子的吸收，这对近视的发生和发展有一定的影响。学习注意劳逸结合，多做远眺的动作，多做眼保健操。家长需特别注意的一点是，青少年近视多为近距离用眼过度所致，初期多是假性近视，若不注意，就会向真性近视发展。近视需早发现、早治疗。

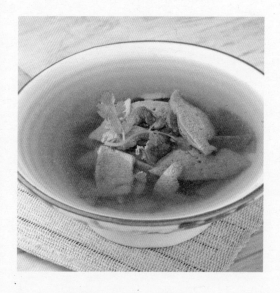

枸杞炖猪肝

功效：此汤滋补肝肾、清热明目，适用于视疲劳者。

做法：准备枸杞、姜片各 10 克，大枣 5 克，猪肝 150 克，清汤 600 毫升，盐适量。将猪肝切片焯水。锅中放入清汤、大枣、猪肝、姜片、枸杞，大火烧开转小火炖 30 分钟，加盐调味即可。

眼睛疲劳，
按一按立即缓解

大部分现代人都有长时间对着电脑、昼夜加班、熬夜看小说等不良生活习惯，这极易造成眼胀、眼部干涩灼痛、眼及眼眶酸痛等不适感，不仅会导致近视，还有可能造成其他眼睛疾病。

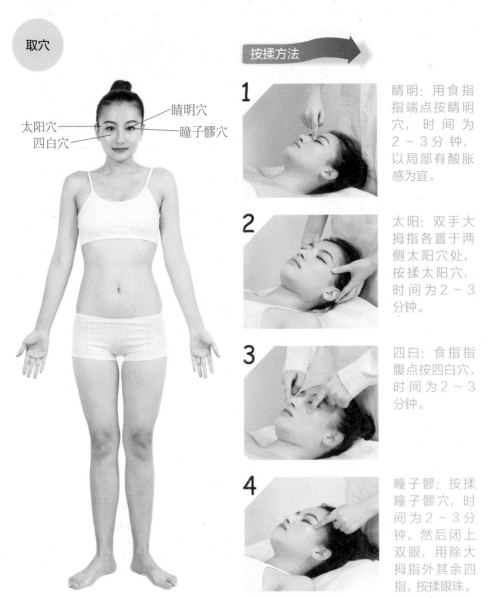

取穴

太阳穴
四白穴
睛明穴
瞳子髎穴

按揉方法

1 睛明: 用食指指端点按睛明穴，时间为2～3分钟，以局部有酸胀感为宜。

2 太阳: 双手大拇指各置于两侧太阳穴处，按揉太阳穴，时间为2～3分钟。

3 四白: 食指指腹点按四白穴，时间为2～3分钟。

4 瞳子髎: 按揉瞳子髎穴，时间为2～3分钟。然后闭上双眼，用除大拇指外其余四指，按揉眼珠。

告别 黑 眼 圈 ，
做电眼美女

黑眼圈俗称"熊猫眼"，表现为眼周肌肤颜色明显深于其他部位。大部分黑眼圈的发生与肝肾亏虚有关，肝肾亏虚能导致精血亏损，表现在双眼上即为黑眼圈。常熬夜、情绪压抑、用眼过度、衰老使静脉血流速度过缓，眼周代谢废物积累过多，也会造成眼部色素沉着。

取穴

按揉方法

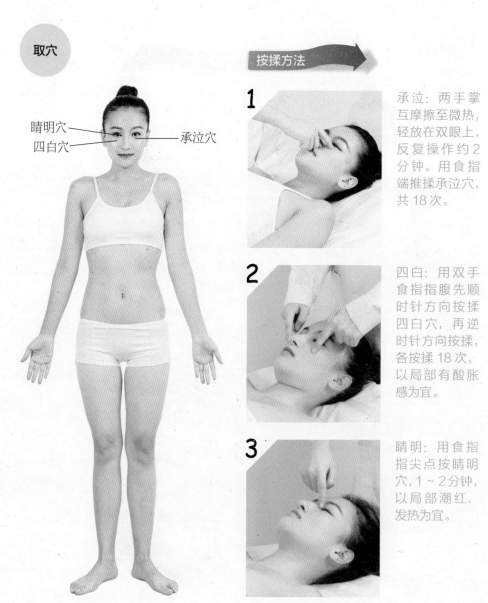

睛明穴
四白穴
承泣穴

1 承泣：两手掌互摩擦至微热，轻放在双眼上，反复操作约2分钟。用食指端推揉承泣穴，共18次。

2 四白：用双手食指指腹先顺时针方向按揉四白穴，再逆时针方向按揉，各按揉18次，以局部有酸胀感为宜。

3 睛明：用食指指尖点按睛明穴，1~2分钟，以局部潮红、发热为宜。

穴位按揉去 眼袋 ，
年轻十岁不是梦

眼袋是指下眼睑皮肤、肌肉松弛下垂，脂肪肥大，形成袋状突起。眼袋是衰老的早期表现之一，女性 25～30 岁之间多数会由于脂肪堆积产生眼袋的现象，有人认为等到眼袋明显时再修护也来得及。这种观点是错误的，其结果只能是下眼睑过早松弛、容颜过早衰老。

取穴

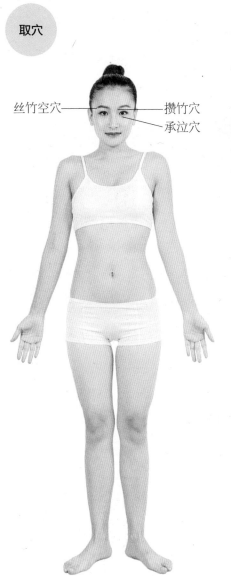

丝竹空穴 —————

————— 攒竹穴
————— 承泣穴

按揉方法

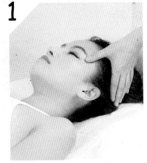

1

丝竹空：用拇指指腹按揉丝竹空穴 1～2 分钟，或并拢食指与中指用指腹按揉丝竹空穴 100～200 次，每天坚持。

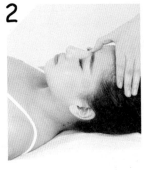

2

攒竹：用拇指指端点按攒竹穴 1～2 分钟，以出现酸胀感为宜。

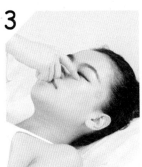

3

承泣：用食指指腹先顺时针方向揉按承泣穴，再逆时针方向揉按，以局部出现酸胀感为宜。

艾灸灸走 红眼病，还你明亮健康的双眼

清热泻火治红眼
灸大椎、心俞、膈俞、太冲穴

红眼病的主要症状为：急性结膜炎俗称"红眼病"又叫"暴发火眼"，是由细菌感染而引起的急性传染性眼病。常见的致病菌有肺炎双球菌、葡萄球菌及结膜杆菌等，能通过各种接触途径，如手、手帕、公用脸盆等传播，多在春秋季节流行。

雀啄灸大椎

【取穴原理】大椎穴有清热解表的功效，艾灸此穴可以清火排毒，对调治火热过盛引起的红眼病很有效果。

【定位】位于后正中线上，第七颈椎棘突下凹陷中。

艾灸方法 点燃艾条，对准大椎穴，距离皮肤 1.5～3 厘米处，像鸟雀啄食一样上下施灸，每次灸 10～15 分钟。

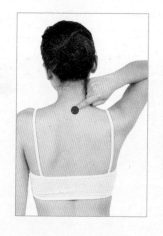
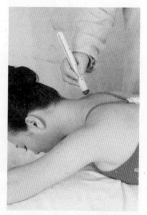

隔姜灸心俞

【取穴原理】心、肝、胆等脏器内火强盛，也容易引发红眼病。艾灸心俞，可以清心、肝、胆中的火毒，保健康。

【定位】位于背部，当第五胸椎棘突下，旁开 1.5 寸。

艾灸方法 将老姜切成 0.3 厘米厚的薄片，在姜上扎小孔。把姜放在心俞穴上，将艾炷放置姜上，点燃艾炷，每次灸 5～10 分钟。

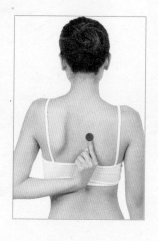
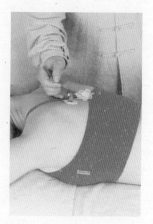

回旋灸灸膈俞 【取穴原理】膈俞能养血和营，可以清内脏中的火毒。

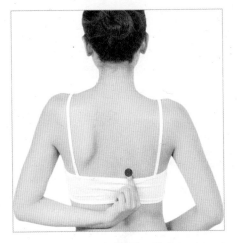

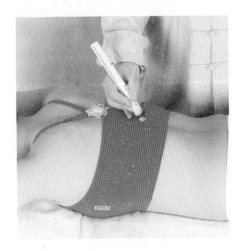

【定位】位于背部，当第七胸椎棘突下，旁开 1.5 寸。

艾灸方法 艾条回旋灸膈俞穴 5 ～ 10 分钟，每日 1 次，皮肤微微发红即可。

回旋灸太冲 【取穴原理】健脾利湿、补益肝肾。

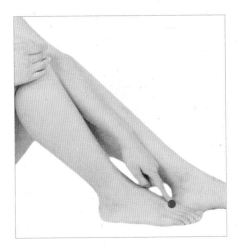

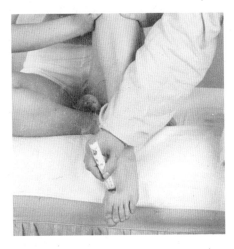

【定位】位于足背侧，当第一跖骨间隙的后方凹陷处。

艾灸方法 用艾条回旋灸太冲穴 5 ～ 10 分钟，每日 1 次，皮肤微微发红即可。

远离 白内障 ，让视野变得更清晰

白内障，中医属圆翳内障。白内障分先天性、后天性两种。先天性白内障：多在出生前后即已存在，小部分在出生后逐渐形成，多为遗传性疾病。后天性白内障：出生后因全身疾病或局部眼病、营养代谢异常、中毒、变性及外伤等原因所致的晶状体混浊。

取穴

按揉方法

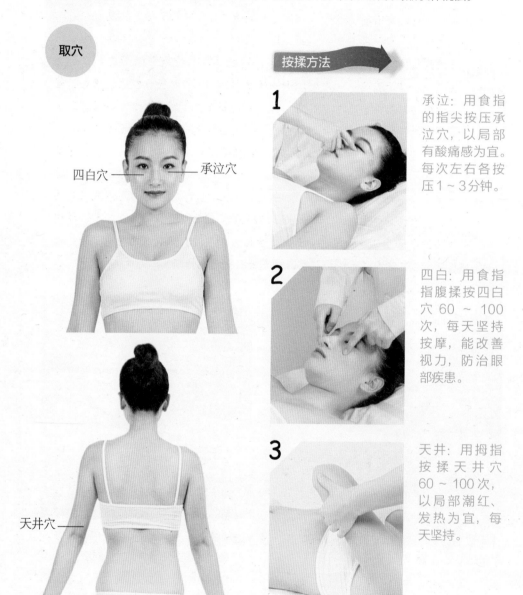

四白穴 —————— 承泣穴

天井穴 —————

1 承泣：用食指的指尖按压承泣穴，以局部有酸痛感为宜。每次左右各按压1～3分钟。

2 四白：用食指指腹揉按四白穴 60 ～ 100 次，每天坚持按摩，能改善视力，防治眼部疾患。

3 天井：用拇指按揉天井穴 60 ～ 100 次，以局部潮红、发热为宜，每天坚持。

口腔溃疡 别害怕，
清热敛疮最重要

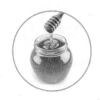

经典案例

　　江小姐特别喜欢吃辣，每顿都是无辣不欢。让人闻之色变的口腔溃疡也是她的常客，过不了多久就会找上门来，嘴巴每次都要疼上好几天，而且是钻心的疼，连喝口水都不舒服。这次，江小姐想要彻底地治疗这个老毛病。经过检查，医生发现江小姐的口腔溃疡不是很大，能很快治好，医生让她回家用蜂蜜涂抹在溃疡部位，快则一天，慢则两天就可好转。江小姐下定决心要和这个死敌彻底再见，询问不再患口腔溃疡的方法。

　　医生告诉她，病从口入，经常口腔溃疡的人要特别注意饮食。多吃蔬菜、水果，保持大便通畅，防止便秘。易上火的人一定要尽量避免摄入过多辛辣燥热的食物，如辣椒、麻辣烫、毛血旺等。此外，具有温热性质的食物，包括牛羊肉、腊肉、鲫鱼、带鱼等，以及荔枝、橘子、菠萝、桂圆等热性水果，过多食用也会上火。生活方面，要保证充足的睡眠，避免过度疲劳。这些不当行为会耗伤人体阴血，阴虚则火旺，常从口腔黏膜上"出火"，引起口腔溃疡。

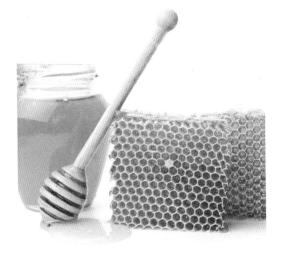

蜂蜜

功效：蜂蜜可灭菌消毒、消炎止痛，能促进细胞再生，对湿热引起的口腔溃疡效果显著。

做法：准备蜂蜜适量，先将口腔洗漱干净，将蜂蜜涂于溃疡面上，涂擦后暂不要进食。15 分钟过后，可将蜂蜜连口水一起咽下，再继续涂擦，1 天可重复数次，连用 1 周。

口臭 找丝瓜汤，清热又降火

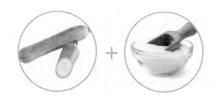

　　口臭是职场的杀手，不仅让个人形象大打折扣，影响了人与人之间的交往，而且往往预示着很多疾病的发生，如果不引起重视，很可能为自身的健康埋下了重大隐患。于先生是公司的业务骨干，待人热情，喜欢帮助同事，可令人尴尬的是，于先生有口臭的毛病，一张口说话，隔着桌子都能闻见浓浓的味道，为此，同事们都对他敬而远之。医生闻到于先生嘴里带有一股浓浓的酸臭味，于先生说他平时会腹部胀痛、打饱嗝、便秘，于是医生判断他的口臭属于肠胃积热型，给他开了一个清热降火的方子：老丝瓜汤，可帮他清除口臭。另外，改善口臭还有很多方法。首先要坚持早晚刷牙和饭后漱口。饮食要清淡，多吃含有丰富纤维素的食物。多饮茶，忌烟酒、甜食及辛辣助火之物，回避异味食物。睡前不要吃零食，以防食物在胃里积存。防止便秘，保持大便通畅。

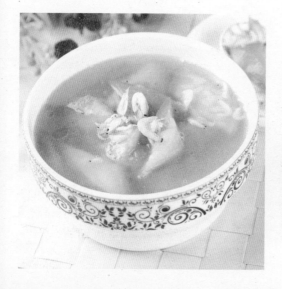

丝瓜汤

功效：丝瓜性寒味甘，有清热降火、去风化痰、行气化瘀等作用，可除肠胃积热型口臭。

做法：准备老丝瓜 1 条，盐少许。将丝瓜洗净去皮，切成段，加水煎煮半小时，加盐再煮半小时即成，每天喝 2 次，可长期坚持。

鼻子不通气
是 鼻炎 在作怪

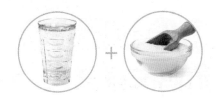

　　高小姐的鼻炎都有好几年的历史了，头痛头晕的感觉常常挥之不去，而且很容易流鼻涕、感冒，对冷空气异常敏感。每年秋风一起，或者冷空气到来时，鼻子就开始不舒服，经常鼻子一痒，就连续不断地打几个甚至十几个喷嚏，水样的鼻涕止不住地流出来。医生听了高小姐的讲述，给她推荐了一个老法子，很多过敏性鼻炎患者都反映效果很好，而且安全性高，那就是用盐水洗鼻。像高小姐这类季节性过敏性鼻炎的患者有很多，平时应多关注气候变化，遇冷及时增添御寒的衣物，必要时需戴口罩，这样对保持鼻腔的湿度有较好的效果，还可同时预防感冒等疾病。另外，香水、化妆品等都会刺激鼻腔黏膜，应尽量避免接触。多吃含维生素 C 及维生素 A 的食物，如菠菜、大白菜、小白菜、白萝卜等。保持室内空气流通，保证充足的睡眠，避免精神过度紧张，多做体育锻炼，增强身体免疫功能。

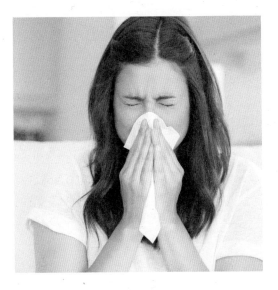

生理盐水

功效：可杀菌消炎，改善鼻腔环境，对鼻炎有辅助疗效。

做法：准备无碘食盐 5 克，温开水 500 毫升，洗鼻器 1 个。将食盐加入温开水中调匀即成生理盐水，使用洗鼻器，将生理盐水送入鼻孔，流经鼻前庭（露在头部外面的部分）、鼻窦、鼻道绕经鼻咽部，或从一侧鼻孔排出，或从口部排出，每日可清洗 1～2 次。

耳朵嗡嗡作响，
治鸣醒聋汤偏方好

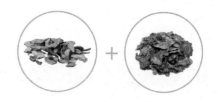

房小姐是一名视频后期剪辑，每天都要戴着耳机剪片子。最近，她总觉得头很沉重，耳朵里老是嗡嗡响，对耳机也很反感，就连同事在她耳边说话声音大一点，她都觉得耳朵受不了，一股无名火从心里起，心情变得特别烦躁。耳朵是人体重要的听觉器官，但它也特别脆弱，外界的不良影响容易损害耳朵的各项功能，从而出现耳鸣耳聋，过度疲劳、睡眠不足、情绪过度紧张都容易导致耳鸣耳聋。因此，医生建议房小姐平时要注意休息，劳逸结合，避免工作中过度紧张，不要长期加班。控制自己的情绪，保持心情舒畅，以愉快的心情面对工作中的一切，这是治愈的关键。中医认为，肾水不足，水不涵木，复由情志抑郁，肝气失于疏泄，肝火偏亢，循肝胆之经上扰，引发耳鸣耳聋。因此，医生建议房小姐同时服用治鸣醒聋汤，对改善听力和缓解耳部疲劳效果非常好。

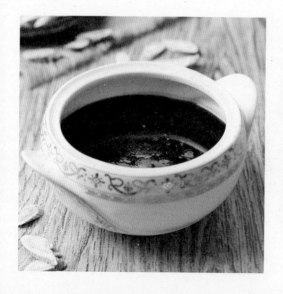

治鸣醒聋汤

功效： 此方可清肝泻胆、理气开窍，适用于由肝火上逆、痰浊内积导致的耳鸣耳聋。

做法： 准备木香、胆草各15克，川芎、木通、香附、枣仁、蝉蜕、菊花、泽泻、合欢、柴胡、石菖蒲、夜交藤各20克，枳壳30克。将上述药材洗净，加入适量清水，煎汁服用。

外耳道炎，
按一按耳朵清爽不再疼

外耳道炎是常因挖耳或浸水后，外耳道上皮细胞损伤继发感染所致。外耳道疖又名"局限性外耳道炎"，是因外耳道软骨部毛囊或皮脂腺感染所致；外耳道炎是外耳道皮肤或皮下组织的弥漫性炎症。

取穴

按揉方法

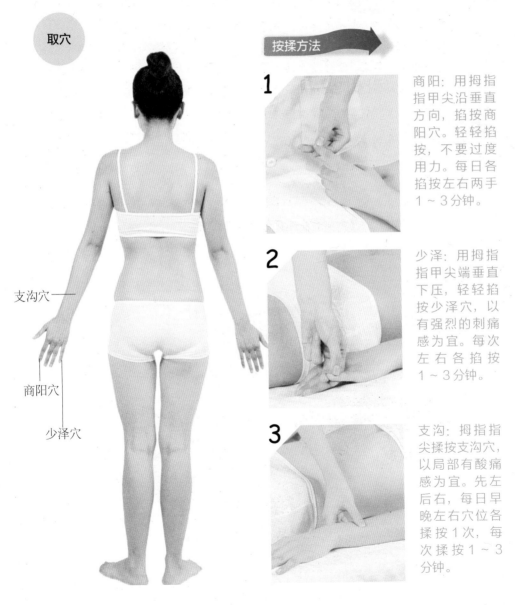

支沟穴——

商阳穴

少泽穴

1 商阳：用拇指指甲尖沿垂直方向，掐按商阳穴。轻轻掐按，不要过度用力。每日各掐按左右两手1～3分钟。

2 少泽：用拇指指甲尖端垂直下压，轻轻掐按少泽穴，以有强烈的刺痛感为宜。每次左右各掐按1～3分钟。

3 支沟：拇指指尖揉按支沟穴，以局部有酸痛感为宜。先左后右，每日早晚左右穴位各揉按1次，每次揉按1～3分钟。

牙痛不是病，疼起来要命

牙痛是以牙齿及牙龈红肿疼痛为主要表现的口腔疾患，一般是由于口腔不洁或过食膏粱厚味、胃腑积热、胃火上冲，或风火邪毒侵犯、伤及牙齿、肾阴亏损、虚火上炎、灼烁牙龈等引起的病症。

发病原因及其临床症状

1.根尖周炎引发的牙痛

病因： 痛牙蛀牙、牙折裂引起。

症状表现： 自发性持续痛，也可向同侧头颞部放射，能指出病牙部位；牙有伸长感，咀嚼时痛，垂直轻叩患牙有明显疼痛；根尖软组织有压痛，或有瘘管；颌下淋巴结肿、压痛；体温升高。

2.牙髓炎引起的牙痛

病因： 一般蛀牙、牙磨损、牙折裂等会引起牙痛。

症状表现： 自发性阵痛，并可向同侧头、面部放射，夜间疼痛尤其厉害，在急性期时不能指出病牙部位；冷热刺激会加剧疼痛；轻叩病牙可有疼痛感。

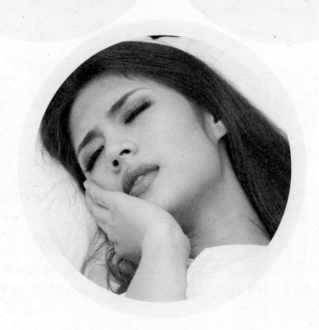

拔罐方法 涂药罐法、留针拔罐法

取穴 颊车、下关、合谷

操作步骤

在颊车、下关穴位处涂上风油精→用闪火法将罐吸拔在穴位上→合谷穴上用留针拔罐法留罐 10 ~ 15 分钟。

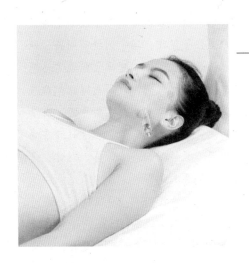 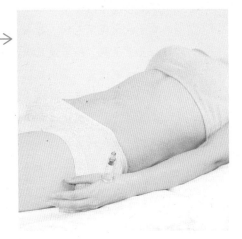

对症食材

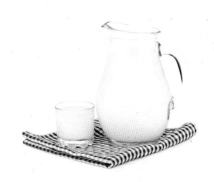

牛奶 **性味：**
味甘，性平。

功效：补气血，益肺胃，生润肠，治气血不足、营养不良。

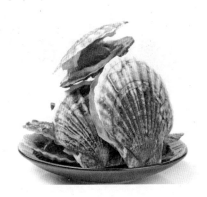

贝类 **性味：**
味甘、咸，性平。

功效：滋阴补肾，和胃调中，治头晕目眩、咽干口渴。

咽炎，胖大海生地茶还你好嗓子

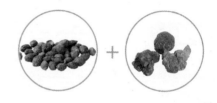

梦小姐今年从师范学校毕业，刚分到一所小学实习，可才过一个月，她的嗓子就出现了毛病。原来她帮着班主任管纪律，同学们特别闹腾，她只好敞开嗓子喊。结果没几次下来，她的嗓子就干燥、发痒，喉咙里总感觉有东西咳不出来。梦小姐很明显是患上咽炎，咽炎在教师易得的职业病中排第一位，说话多、喝水少、粉笔微尘的吸入是发病的主要原因。对于这类慢性疾病，中医传统疗法有明显的优势。医生建议梦小姐平时经常喝胖大海生地茶，以保持喉咙湿润，长期喝可缓解咽炎的不适感。同时，保护嗓子还得从日常生活细节着手。保持居住及工作环境空气流通清新，预防感冒。保证充足的睡眠与休息，让劳累一天的发音器官得以恢复。平时尽量避免过度说话、喊叫及唱歌等。适当多饮水及经常饮用一些具有生津利咽作用的食疗饮品。不宜食用辛辣、煎炸、坚硬、辛温燥热食品，以及对咽部有刺激性的食物。

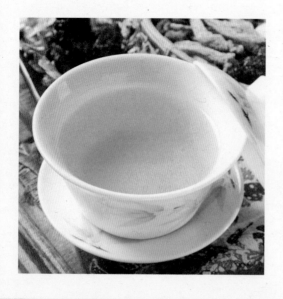

胖大海生地茶

功效：胖大海清肺利咽、清肠通便，生地清热凉血、滋阴生津，此方对于肺阴不足、虚火夹实之慢性咽炎而兼大便燥结者，用之最有效。

做法：准备胖大海5个，生地12克，茶叶2克，冰糖30克。将上述材料放入杯中，倒入沸水，闷15分钟左右，调入冰糖，代茶饮，每日可2～3剂。

PART 4

皮肤护理：
妈妈最爱的美容方

>> 在爱美人士眼中，皮肤就像是他们的
"外衣"，是他们外部形象的表现之一，
而拥有光滑细嫩白皙的皮肤不仅是爱美人
士的追求，也是所有人共同的追求。皮肤
护理得当，不仅常见的皮肤小问题通通一
扫光，恼人的皮肤疾病也会随之减轻或消
失。本章收集的皮肤护理验方取材方便简
单，其制作步骤也不复杂，为您大开方便
之门，健康活力美肌离我们并不遥远。

皮肤干燥，芦荟蜂蜜面膜做回嫩美人

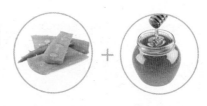

经典案例

　　秋冬季节，空气干燥，人的皮肤也最容易缺水。每年入秋后，小吴总会出现皮肤干燥的问题，脸部皮肤变得紧巴巴的，还容易脱皮。为此，她想了很多法子。往脸上喷水，可没过多久又干燥了。以为多喝水可以改善皮肤干燥，可就算喝再多的水，也不见效。尝试了各类保湿面膜，也不太管用。医生问她用的哪款面膜，她说具体记不清楚了，用了很多种，每天晚上都用，可效果不是很理想。医生告诉她，多次使用各种保湿面膜是不科学的，因为皮肤的吸收能力有限，并不是你给多少营养皮肤就吸收多少，所以也就无法起到保湿的效果。不过，不是所有面膜都不管用，有一种面膜，保湿效果不错，而且材料均来自大自然，这种面膜就是芦荟蜂蜜面膜。使用芦荟蜂蜜面膜一段时间后，小吴的皮肤变得白皙了许多，医生便提醒她继续坚持敷面膜，并做好脸部的日常护理工作。

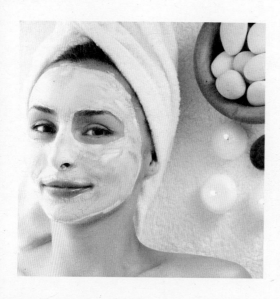

芦荟蜂蜜面膜

功效：适用于面部皮肤干燥粗糙、水分不足者。

做法：准备芦荟50克，黄瓜100克，鸡蛋1个，燕麦粉、蜂蜜各适量。将芦荟、黄瓜分别捣碎取汁。将鸡蛋打入碗内，放入芦荟汁、黄瓜汁、蜂蜜、燕麦粉，搅匀敷面，每次敷面10～20分钟。

痤疮，枇杷饮清热泻火解烦恼

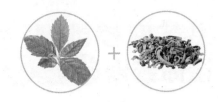

　　小林读初三了，从上学期开始，他的脸上冒出了许多青春痘，刚开始只是零星的几个，慢慢地越长越多，用手挤还能挤出白色的颗粒物，挤完痘痘不见小，还越发红肿了。医生见小林脸上的痘痘形状如粟米、面部潮红、口干渴、唇红、舌红苔微黄、脉弦数有力，属于肺有宿热不得外泄引起，应清泻肺热。于是就给他开了枇杷饮，此方中枇杷叶清肺止咳、降逆止呕，黄连、黄芩、甘草清热解毒，坚持服用可消除脸上的痘痘。小林回去后坚持服用枇杷饮，半个月后，脸上的痘痘就消掉了不少。医生还告诉他，平时要防止过多的日晒，严禁用手挤压痘痘，否则可能会留下令人遗憾的永久痘印。少吃高脂肪、高糖、辛辣、油煎的食品，不喝白酒，少喝咖啡等刺激性饮料，多吃蔬菜水果，如白菜、豆类、草莓、苹果。多喝开水，防止便秘，保持大便通畅，大便干燥可促发和加重痘痘的发生。最重要的是，青春痘过了这个时期可能自行消退，保持轻松乐观的心情即可。

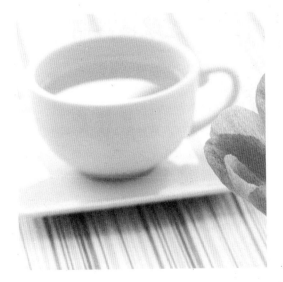

枇杷饮

功效： 此方清热解毒、肃降肺气，可以消除痘痘。

做法： 准备枇杷叶、桑白皮、黄芩各9克，黄连、甘草各6克。将上述药材水煎，煎2次，合并药液，分2～3次，饭后半小时温热服用，每天1剂，可代茶饮。

黑芝麻核桃糊，
让你告别 黄脸婆

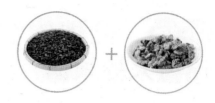

小微不久前生下一个可爱的宝宝，可刚从喜悦中回过神来，却发现脸色发黄发黑，特别是双颊出现黄色斑片，边缘清晰。每次洗脸时她都用力搓揉，可印记不仅没变淡，颜色还越来越深。小微真是欲哭无泪，难道一生完孩子就变成了黄脸婆吗？医生告诉小微，这种黄褐色斑块为黄褐斑，主要是由于肝、脾、肾三脏功能失调引起。肝郁气滞血瘀，或肾虚精血不足，或脾虚痰湿凝聚致气血失和、颜面失荣都会造成黄褐斑。中医治疗黄褐斑，主要通过调理脏腑、平衡阴阳、疏肝气、排毒素、养容颜等方式，注重饮食调理，从根本上调养皮肤功能，效果好，而且基本无不良反应。黑芝麻核桃糊是很灵验的一个偏方，对淡化皮肤黄褐斑可收到良好的效果。服用几周后，小微惊喜地发现，脸上的黄褐斑明显淡了不少，面色也变得红润了很多，现在她对自己越来越有信心了。

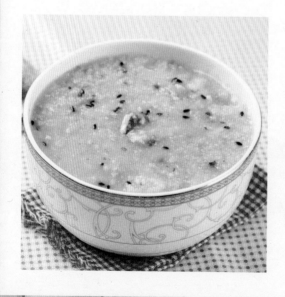

黑芝麻核桃糊

功效： 此方可润肤养颜，对淡化黄褐斑有疗效。

做法： 准备核桃仁 30 克，牛奶、豆浆各 100 毫升，黑芝麻 20 克，白糖适量。将核桃仁、黑芝麻磨碎，加入牛奶、豆浆调匀，入锅中煮沸，加白糖调味，早晚各吃 1 小碗。

湿疹
用薏米粳米粥疗效佳

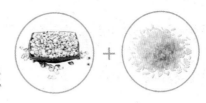

阿梅是在读大学生，趁着放暑假和同学去海边游玩，也没做什么防晒措施。回来后，阿梅脸上长了许多水泡状的小疙瘩，还有点痒痒的，忍不住把水泡抓破了，还渗出了水。买了药膏涂上，不但不管用，反倒加重了病情，小疙瘩也越来越多。医生检查发现，阿梅舌质淡、舌苔白、脉象缓，属于脾湿型湿疹，多因海边气候湿热和日光照射导致脾运失健，湿从内生，浸淫成疮所致。医生给阿梅推荐了一道健脾除湿的偏方：薏米粳米粥。服用此方几天后，阿梅脸上的湿疹有了明显好转。继续服用几个星期，湿疹就完全消失了。湿疹一旦发生，患者要尽量避免刺激因素，如热水烫洗、过度搔抓等。少接触化学成分用品，如肥皂、洗衣粉、洗洁精等。衣着宜宽松，饮食上避免可能致敏和刺激性的食物，如辣椒、浓茶、咖啡、酒类等。

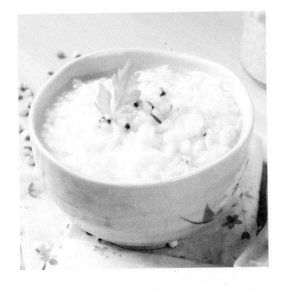

薏米粳米粥

功效：薏米健脾渗湿、除痹止泻，粳米可补中益气，二者煮粥可有效消除脾湿型湿疹。

做法：准备薏米、粳米各 30 克，冰糖 2 克。将薏米、粳米加入适量清水煮成粥，再放入冰糖，佐餐食用，7 天为 1 个疗程。

玫瑰糠疹，
找大椎、身柱、肩髃来帮忙

玫瑰糠疹是一种圆形或椭圆形的玫瑰色斑疹，其表面附有糠状鳞屑，病因不明，发病可能与病毒感染有关，有一定的季节性，多在春、秋季节发病。

发病原因及其临床症状

初起的损害是在躯干或四肢出现直径 1～3 厘米的玫瑰色淡红斑，有细薄的鳞屑，被称为前驱斑，数目为 1～3 个。1～2 周以后，躯干与四肢出现大小不等的红色斑片，常对称分布。斑片大小不一，直径一般为 0.2～1 厘米，常呈椭圆形，斑片中间有细碎的鳞屑，而四周圈状边缘上有一层游离缘向内的薄弱鳞屑，斑片的长轴与肋骨或皮纹平行。可伴有不同程度的瘙痒。少数病人的皮损仅限于头颈部或四肢部位发生。本病有自愈性，病程一般为 4～8 周，自愈或痊愈后一般不复发。

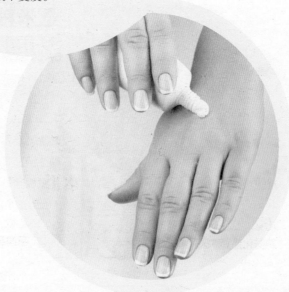

拔罐方法 留罐法

取穴 大椎、身柱、肩髃

操作步骤

用拔罐器将气罐吸附在大椎、身柱穴上→留罐 5 ~ 10 分钟→用拔罐器将气罐吸附在肩髃穴上→留罐 5 ~ 10 分钟。

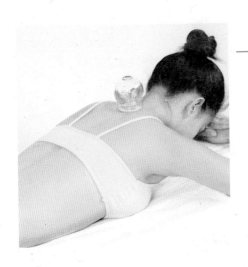 →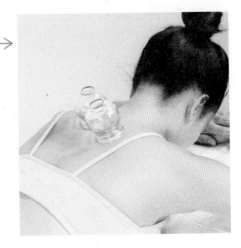

对症食材

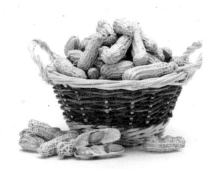

花生 性味：
味甘，性平。

功效：滋润皮肤，健脾和胃，润肺化痰，利水消肿，止血生乳。

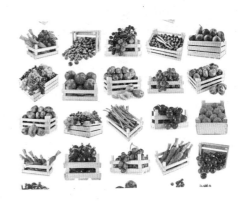

水果 性味：
不同水果性味不同。

功效：降血压，延缓衰老，减肥瘦身，保养皮肤，明目。

艾灸赶走雀斑，告别"麻子脸"

驱除黑色素，润肤细无声
灸曲池、合谷、足三里、三阴交穴

雀斑是一种浅褐色小斑点，一般为小米粒大小，常出现于前额、鼻梁和脸颊等处，偶尔也会出现在颈部、肩部、手背等处。中医认为，雀斑是由精血不足、肝郁气滞、肺经风热等原因导致。在相关穴位施灸，可疏经通络、调节脏腑、调和气血、减淡色斑。

雀啄灸曲池

【取穴原理】曲池穴有清热、凉血、解毒、抗炎的作用，可治疗雀斑、齿痛、热病等症。

【定位】位于肘横纹外侧端，屈肘，当尺泽与肱骨外上髁连线中点。

艾灸方法 点燃艾条，对准曲池穴，火头距离皮肤1.5～3厘米处，像鸟雀啄食一样上下施灸，每穴各灸15～20分钟。

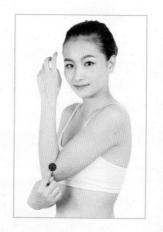
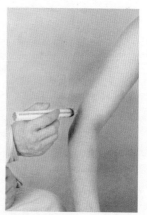

温和灸合谷

【取穴原理】合谷穴有镇静安神、通络活血的功效。艾灸合谷，可辅助治疗雀斑。

【定位】位于手背，第一、二掌骨间，当第二掌骨桡侧的中点处。

艾灸方法 点燃艾条，对准合谷穴，火头距离皮肤1.5～3厘米处施灸，每次灸10～20分钟，每日或隔日1次。

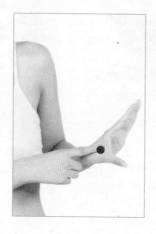
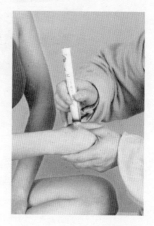

回旋灸足三里

【取穴原理】 艾灸足三里可补肝、脾、胃，可凉血活血，清除因肝胃火盛引起的雀斑。

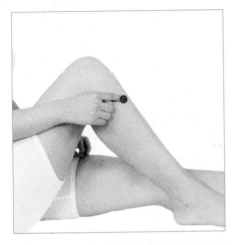

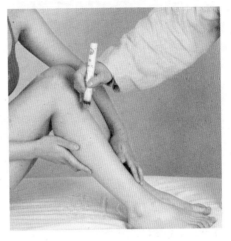

【定位】位于小腿前外侧，当犊鼻下 3 寸，距胫骨前缘一横指（中指）。

艾灸方法 取坐位。点燃艾条一端，选择合适的距离对着足三里穴，回旋施灸，每次灸 15 ~ 20 分钟。

回旋灸三阴交

【取穴原理】 三阴交可健脾、和胃、柔肝明目，提高机体免疫功能。

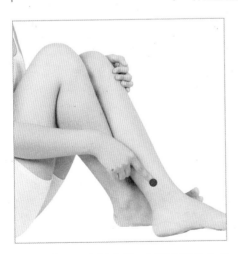

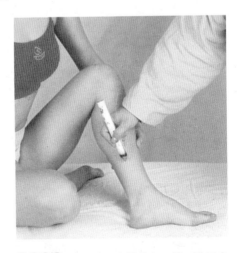

【定位】位于小腿内侧，当足内踝尖上 3 寸，胫骨内侧缘后方。

艾灸方法 取坐位。点燃艾条一端，选择合适的距离对着三阴交穴，回旋施灸，每次灸 15 ~ 20 分钟。

黑头，酸奶蜂蜜面膜护肤收毛孔

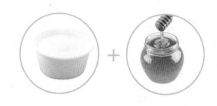

　　小云皮肤白皙，五官精致，唯一的缺点是鼻子上有星星点点的黑头，看起来脏脏的。她有时忍不住用手挤，只挤出几个小黑点，挤得鼻子又红又痛。后来，用洗面奶洗，用除黑头贴，弄得鼻周的毛孔变大了很多，但黑头还是顽固地长在那儿。黑头是皮肤中的油脂没有及时排出，阻塞毛孔而形成的。鼻子是最容易出油的部位，如果不及时清理，油脂沉淀就会形成小黑点。很多人照镜子时，看到鼻子上突兀的黑头，就会忍不住用手去挤，其实这样会伤害皮肤甚至留下印迹。还有一些人用刷子刷、用鼻贴撕，做法也是错误的。想要彻底清除黑头，第一步就是要做好脸部清洁工作。医生让小云仔细清洗脸部：用毛巾浸过热水后轻轻敷在脸上，再涂抹洁面乳，双手在脸上轻轻向上打圈。在黑头最严重的地方，双手用力地搓揉几圈。用温水洗净后，用冷水拍打几下，再用温水轻拂，再用冷水拍打，冷热交替地洗脸。待彻底清洁脸部后，接下来贴上酸奶蜂蜜面膜，这种面膜不仅能去黑头，还有美白作用，可坚持长期使用。

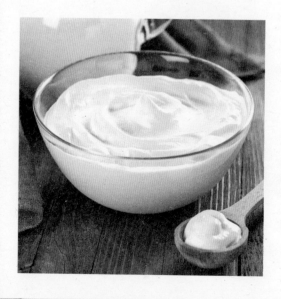

酸奶蜂蜜面膜

功效：蜂蜜不仅能收敛毛孔，还能令肌肤嫩滑。酸奶含微量元素锌及维生素 A、维生素 E 等，可以增加肌肤的弹性，同时还可以美白肌肤。

做法：准备酸奶 100 克，蜂蜜 30 克。将酸奶与蜂蜜按照 3：1 的比例混合搅拌均匀，敷于面部，15 分钟后清洗干净。

荨麻疹，山楂荷叶饮清热毒、调身体

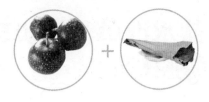

　　这几天天气恶劣，风刮得一阵猛似一阵，云女士去医院的时候，包裹得特别严实，等她一摘下帽子的时候，医生就看见她脸上的红疙瘩了。云女士说，就是因为吹了冷风，她的脸面、四肢等地方长了好多红色肿块，而且很痒，越抓越痒，不知是得了什么皮肤病。医生仔细看了看，发现她舌淡红、苔薄白、脉浮紧，断定她所患的是寒冷性荨麻疹。荨麻疹又称"风疙瘩""风疹块"，突出症状是先出现皮肤瘙痒，随即出现大小不等的风团，呈鲜红色或苍白色。医生告诉云女士，她的病情不算严重，让她回去试试山楂荷叶饮，服用3～4周即可见效。在寒冷的季节一定要做好防寒保暖的工作，出门时尽量戴帽子、披围巾。此外，粉尘、花粉、毛绒等刺激性物质也可引起荨麻疹，外出旅游时记得戴上一个口罩。多喝水、多吃蔬菜和水果、养成每天排便的习惯，可降低荨麻疹的发病概率。

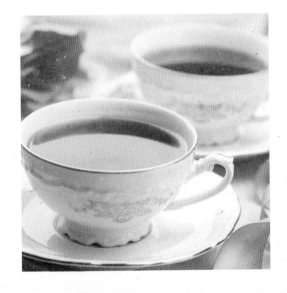

山楂荷叶饮

功效：此方可消炎散瘀、明显改善荨麻疹症状。

做法：准备山楂80克，干荷叶20克，甘草5克。将药材洗净，加水用大火煮开后再改小火煮20分钟左右。按照上述方法将药液煎两次，将两次药液混合，于饭后半小时服用。

盐水泡脚法消炎除脚臭

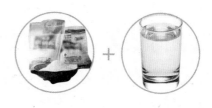

　　王军这几天特别郁闷，自从上次去泡了桑拿，穿了店里的鞋子后，他的脚就开始发痒了。最初痒得并不厉害，慢慢地就痒得受不了，扒开脚趾头还能看到脱落的皮屑，皮就像绽开了一样，特别吓人。王军老婆说，不会是得了脚气吧。医生观察到老王趾间糜烂，旁边较干燥，有皮屑脱落，病情不是很严重，可以用盐水泡脚法治愈。治疗脚气还要做好脚部的护理工作。脚气是致病性真菌引起的足部皮肤病，多因脾虚纳少、营亏气弱，或饮食偏嗜、湿热流注于脚所致，有传染性。一旦患上脚气，不要与家人共用拖鞋、毛巾等物品，公共场所也不要穿公共拖鞋，少穿不透气的鞋和袜子，容易出脚汗的人宜穿棉袜。应每天洗脚，并用毛巾把脚擦干再穿鞋和袜子。不要经常用手触碰脚部，以免脚气传染到手，或引起脚气的并发症。

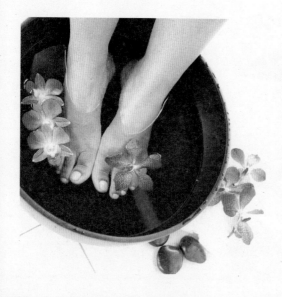

盐水泡脚法

功效：盐有很好的杀毒除菌、消炎止痛的功效，可治疗诸多皮肤症状，利用水中的热力，其功效加强。本方可促进皮肤健康，增强抵抗力，有效治疗脚气。

做法：准备盐、温水各适量。以50毫升的温水加2匙盐的比例炮制盐水溶液，将制好的溶液泡脚。每日2次，每次浸泡5～10分钟，长期坚持。

PART 5 内科：
小病小痛一扫而光

>> 人食谷杂粮，难免会生病。一些重大疾病或疑难杂症常常让人苦不堪言，给患者及其家人带来诸多烦恼与不便。而一些日常生活中诸如感冒、头痛、失眠、心悸、高血压等小病小痛也时常令人苦恼，药物治疗虽有效，但人们往往会担心药物带来的副作用，此外有些药物价格之昂贵，非普通消费人群所能及，此时作为传统中医的按摩、艾灸、拔罐、药膳等疗法，以其操作简便、取材方便、经济实惠、绿色自然等特点迅速进入我们的生活，并得到广大人群的认可与推崇。

空中飘来五个字"感冒不是事"

宣肺解表祛风邪
灸风池、合谷、风门、肺俞穴

感冒是由多种病毒引起的一种呼吸道常见病，尤以冬春季多见，总体上分为风寒感冒和风热感冒两种。风寒感冒是因风吹受凉而引起的感冒，秋冬发生较多；风热感冒则是由内火诱因引起的，休息不好、劳累、上火、出汗过多都可以引起。

| 温和灸风池 |

【取穴原理】风池穴有平肝息风、祛风散毒的功效，主治头痛、眩晕、感冒等病症。

【定位】位于项部，当枕骨之下，与风府相平，胸锁乳突肌与斜方肌上端之间的凹陷处。

艾灸方法 用艾条温和灸风池穴 5 ~ 10 分钟，1 天 1 次。

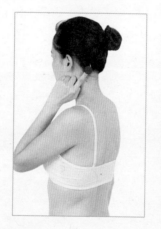
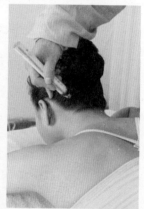

| 雀啄灸合谷 |

【取穴原理】合谷穴具有镇静止痛、疏经通络、清热解表的功效。

【定位】位于手背，第一、二掌骨间，当第二掌骨桡侧的中点处。

艾灸方法 点燃艾条，对准合谷穴，距离皮肤 1.5 ~ 3 厘米处，像鸟雀啄食一样，上下施灸 10 ~ 15 分钟。

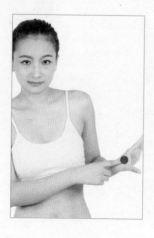
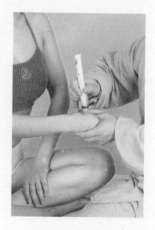

温和灸风门

【取穴原理】 如果感冒伴有咳嗽、发热，可加灸风门穴，有宣肺解表、清热理气的功效。

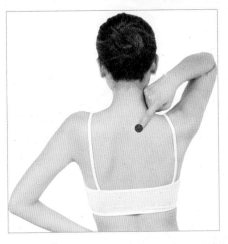

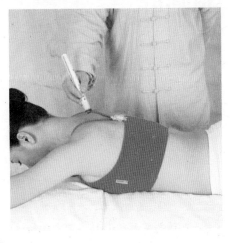

【定位】位于背部，第二胸椎棘突下，旁开1.5寸。

艾灸方法 用艾条温和灸风门穴5～10分钟，1天1次。

雀啄灸肺俞穴

【取穴原理】肺俞穴可以调补肺气、祛风止痛。

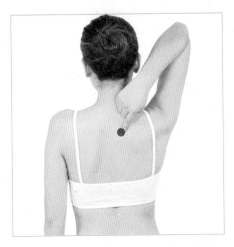

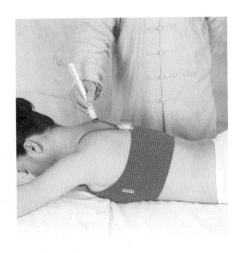

【定位】位于背部，当第三胸椎棘突下，旁开1.5寸。

艾灸方法 点燃艾条，对准肺俞穴，距离皮肤1.5～3厘米处，像鸟雀啄食一样，上下施灸10～15分钟。

治咳嗽，盐蒸橙子润肺好

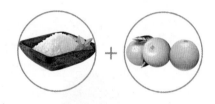

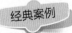

　　每到换季节时刻，如果气温骤降，就会有很多人都扛不住了，办公室里咳嗽声一片。小琴也是咳嗽频频，喉咙痒得厉害，咳得一声比一声重。医生见小琴面色苍白，萎靡不振，一点精神都没有，又发现她舌苔薄白，脉象浮紧，痰液稀薄，颜色发白，属于风寒咳嗽。

　　中医认为，风寒咳嗽是由外邪侵袭肺系，或其他脏腑有病，损及于肺，肺气不利所引起，常表现为咳嗽、痰白而稀、恶寒发热、头痛、鼻塞、流鼻涕等。医生告诉小琴，她因为天气突然降温，着了凉而引发的咳嗽，不用担心，医生给她推荐了一个简单却非常有效的老偏方：盐蒸橙子。另外，在气温变化大的季节，要注意防寒保暖。饮食要规律，要多喝水，不要吃生冷和油腻的食物。在咳嗽感冒流行时，少去人群密集的公共场所，可戴上口罩，以免感染。

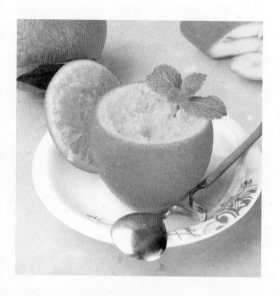

盐蒸橙子

功效：此方化痰止咳，对风寒咳嗽有食疗效果。

做法：准备橙子 1 个，食盐适量。先将橙子洗净，再将橙子割去顶，将少许盐均匀撒在橙肉上，用筷子戳几下，使盐分渗入，将橙子装入碗中，上锅蒸熟，去皮食肉。

哮喘，我们要冷静对待

哮喘是一种慢性气喘性疾病，可反复发作，多在夜间或凌晨发生喘息、哮鸣、气促、胸闷和咳嗽等症状，多发于深秋或冬春寒冷季节，这几个季节过敏源（灰尘、粉尘、皮毛）等较严重。另外，不良饮食和情志，也会导致脏腑运化失常，使津液或肺气不能输布全身，以至凝集成痰液，当痰液随气上行后就会闭塞气道，致使肺气升降失调，引发哮喘。对于这种迁延难愈的慢性疾病，长期坚持自我按摩，可以治疗和缓解并达到预防根治的目的。

取穴

按揉方法

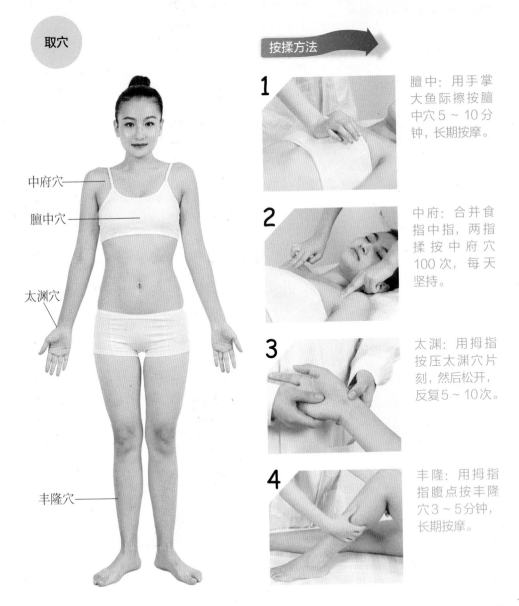

中府穴

膻中穴

太渊穴

丰隆穴

1 膻中：用手掌大鱼际擦按膻中穴5～10分钟，长期按摩。

2 中府：合并食指中指，两指揉按中府穴100次，每天坚持。

3 太渊：用拇指按压太渊穴片刻，然后松开，反复5～10次。

4 丰隆：用拇指指腹点按丰隆穴3～5分钟，长期按摩。

拔罐帮你远离偏头痛的烦恼

偏头痛是反复发作的一种搏动性头痛。发作前常有闪光、视物模糊、肢体麻木等先兆，同时可伴有神经、精神功能障碍。它是一种可逐步恶化的疾病，发病频率通常越来越高。本病与颅脑血管收缩功能失调有关，常因体内的一些生化因素和激素变化而引起发作。

发病原因及其临床症状

1. 普遍型偏头痛

发作性中度到重度搏动性头痛，伴恶心、呕吐或畏光。体力活动使头痛加剧。发作开始时仅为轻度到中度的钝痛或不适感，几分钟到几小时后达到严重的搏动性痛或跳痛。

2. 典型偏头痛：可分为先兆期和头痛期。

先兆期：视觉症状最常见，如畏光，眼前闪光、火花，或复杂视幻觉，继而出现视野缺损、暗点、偏盲或短暂失明。少数病人可出现偏身麻木、轻度偏瘫或言语障碍。先兆大多持续 5 ～ 20 分钟。

头痛期

疼痛多始于一侧眶上、眶后部或额颞区，逐渐加重而扩展至半侧头部，甚至整个头部及颈部。头痛为搏动性，呈跳痛或钻凿样，程度逐渐加重发展成持续性剧痛。常伴恶心、呕吐、畏光、畏声。

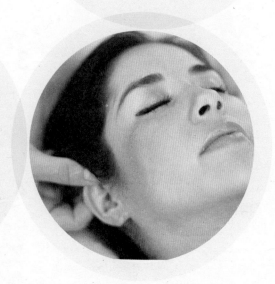

拔罐治疗

拔罐方法 留针拔罐法

取穴 大椎、风门、肝俞、肺俞

操作步骤

用毫针行针刺各穴，得气后留针 15 分钟→起针后用闪火法将罐吸拔在穴位上→留罐 10 ~ 15 分钟。

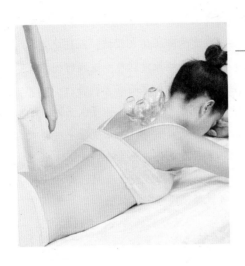 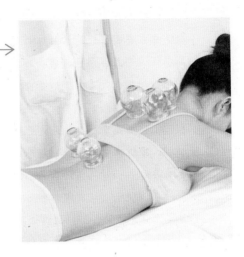

对症食材

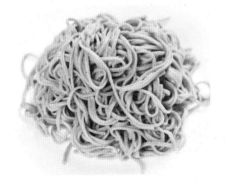

荞麦面 **性味：**
味酸，性寒。

功效： 降低血脂和血清胆固醇，可防治偏头疼和高血压。

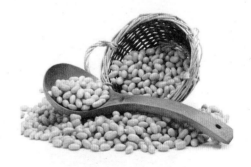

黄豆 **性味：**
味甘，性寒。

功效： 健脾利湿、益血补虚、解毒，治脾虚气弱、消瘦少食。

决明子茶，
高血压的救星

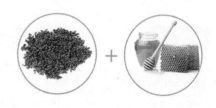

经典案例

　　老张今年50多岁了，患高血压已经有好几年了，经常感觉头晕、头痛，老是忘东忘西，还时常睡不着觉。他一直靠吃降压药来维持，血压也是忽高忽低，而且耳朵也经常出现耳鸣，特别容易烦躁发脾气。这段时间，老张的血压又升高了。经过观察，医生发现老张脉象弦而有力、舌红、苔薄黄，又结合他头痛、头晕、夜眠不宁、烦躁易怒的症状，医生认为他属于肝阳上亢型高血压，询问老张平时的生活、饮食情况，老张说他平时喜欢抽烟，很少出去走动，一般和老伴待在家里看电视。医生告诉老张，吸烟容易导致血压升高，还容易引发其他并发症。高血压是慢性病，鉴于中医食疗在调理血压上有良好功效，给老张推荐了决明子茶，长期坚持饮用可稳定血压。另外，医生还建议他减少钠盐、动物脂肪的摄入；多锻炼身体，多打打太极、散散步；每天坚持量血压，按照医嘱定时吃药。

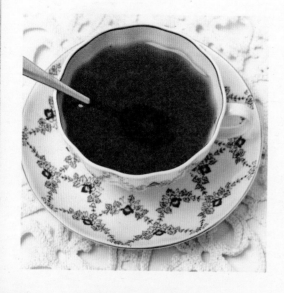

饮决明子茶

功效：决明子可清肝明目、调脂降压，配上蜂蜜，味道甜美，本方适宜高血压患者饮用，可治疗高血压引起的头痛、目昏等症。

做法：准备决明子250克，蜂蜜3克。将决明子放入杯中，用开水冲泡，待温时再加入蜂蜜，调匀即可，可长期代茶饮用。

低血压，常喝参麦饮补气养阴

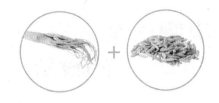

经典案例

　　芳芳来的时候，脸色蜡黄，好像缺乏营养，而且精神欠佳。经过了解，才知原来是她血压偏低的原因。她说，以前她身材肥胖，在同事中特别没有自信，于是开始疯狂地节食减肥。几个月后，她如愿地瘦下来了。为了保持身材，她选择继续节食，还经常熬夜。就这样持续了一年的时间，她渐渐出现了头晕眼花、全身疲惫的症状。经过检查，发现她舌红少苔，脉象细弱，属气阴两虚型低血压。医生告诉芳芳，低血压多与先天不足、后天失养、劳倦伤正、失血耗气等有关，因为她长期节食减肥，工作压力大，导致气血亏虚，出现体倦乏力、营卫不和，所以引起低血压。中医食疗法对低血压有较好的治疗效果，通过补益气血、滋阴助阳的食物，能达到平衡阴阳、调节血压的作用。医生给芳芳推荐了参补饮，特别适用于气阴两虚型低血压患者。另外，医生还嘱咐她养成良好的饮食习惯，多吃滋补食物，多喝水，多休息，劳逸结合。

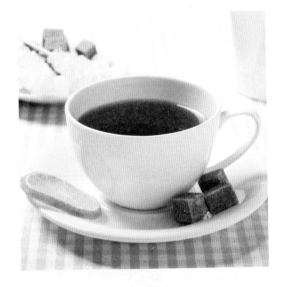

参麦饮

功效：此汤滋补肝肾、清热明目，适用于视疲劳者。

做法：准备人参 6 克，麦冬 15 克，五味子 9 克。将上述药材用水煎服，每日 1 剂，坚持 1 周。

失眠、多梦是 心悸 在作怪

养心安神心不慌
灸内关、足三里、心俞、神门穴

心悸是指自觉心跳加快并且加强，伴有心前区不适感的一种症状。此病可见于多种疾病过程中，多与失眠、健忘、眩晕、耳鸣等并存。

雀啄灸内关

【取穴原理】内关有宁心安神的功效，艾灸此穴可调治心慌、心悸、心绞痛等症状。

【定位】位于前臂掌侧，腕横纹上2寸，掌长肌腱与桡侧腕屈肌腱之间。

艾灸方法 点燃艾条，距离内关穴1.5～3厘米处，像鸟雀啄食一样上下施灸，5～10分钟，每日1次。

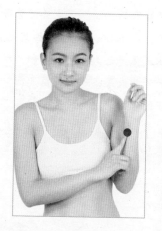
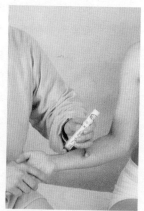

温和灸足三里

【取穴原理】心悸的同时，伴有出汗、气短的症状，可加灸足三里，有补益气血的功效。

【定位】位于小腿前外侧，当犊鼻下3寸，距胫骨前缘一横指（中指）。

艾灸方法 点燃艾条，对准足三里，距离皮肤1.5～3厘米处，温和施灸，每次3～15分钟。每日1次。

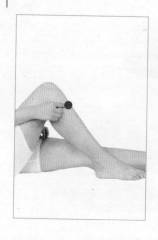
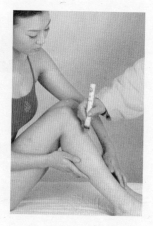

回旋灸心俞

【取穴原理】 心俞穴有宽胸理气、通络安神的功效，主治心悸、失眠、健忘、胸背痛等。

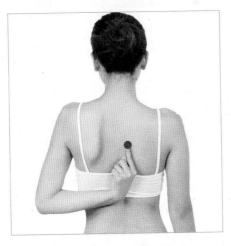

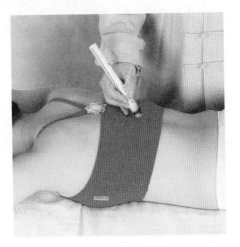

【定位】 位于背部，当第五胸椎棘突下，旁开1.5寸。

艾灸方法 取俯卧位。点燃艾条，对准心俞穴，距离皮肤1.5～3厘米处，反复旋转施灸，每次3～15分钟。每日1次。

隔姜灸神门

【取穴原理】 神门穴有养心安神的功效，经常艾灸，可预防心悸发生。

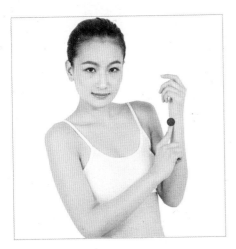

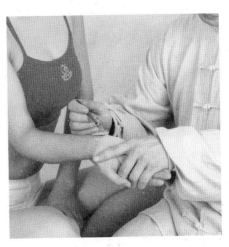

【定位】 位于腕部，腕掌侧横纹尺侧端，尺侧腕屈肌腱的桡侧凹陷处。

艾灸方法 选择新鲜的老姜，切成0.3厘米厚的薄片，在姜上扎小孔。把姜放在神门穴上，然后将艾炷置于姜片上，点燃，每次灸3～15分钟，隔日灸1～2次。

糖尿病，
玉竹人参饮有奇效

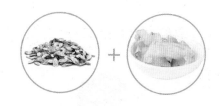

经典案例

　　李阿姨去年被查出患上了糖尿病，医生给李阿姨开了药，叮嘱她注意一些日常生活细节，但是每天的口干、口渴、尿频等症状，让李阿姨心情很烦躁，情绪也变得悲观起来。经过诊治，医生发现李阿姨脉象洪大，舌质红而少津，舌苔薄黄，综合口渴多饮之症，应属于肺热伤津之证。糖尿病的形成与素体阴虚、饮食失节、情志失调、劳欲过度等因素有关，病变脏腑在肺、胃、肾。目前，还没有办法可治愈这一疾病，但可以通过一些偏方来减轻不适感，对糖尿病也可起到一定的舒缓作用。医生给李阿姨推荐了一个民间老偏方——玉竹人参饮，对糖尿病患者特别有效。另外，医生告诉李阿姨，糖尿病并不可怕，只要坚持治疗，病情是可以得到缓解的。将常用药物和偏方结合起来，可最大程度上平稳血糖并减少并发症发生的概率。平时要注意控制饮食，忌暴饮暴食，忌高糖、油腻、辛辣之品，多进行户外活动，保持愉快的心情。

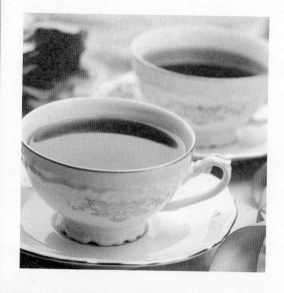

玉竹人参饮

功效： 此方能补益肝肾、滋阴润燥、益气生津，适用于糖尿病日久气阴不足者。

做法： 准备黄芪 50 克，人参、菟丝子、女贞子各 15 克，玉竹、玄参、天冬、枸杞各 20 克，生地、山药各 25 克。将上述药材用水煎服。

山楂首乌消脂茶，防脂肪肝

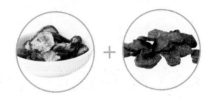

老强是一家销售公司的经理，由于工作需要，他三天两头都得出去陪客户，如陪客户吃大餐、喝酒、唱歌等。年底公司组织体检，结果查出他得了脂肪肝。经过诊治，发现他舌质淡红、苔厚白腻、脉濡缓，属于痰湿内阻型脂肪肝。中医认为，痰湿内阻型脂肪肝多因患者嗜酒无度或嗜食肥甘厚味致湿热内蕴，聚湿生痰，血液黏稠，血脂过高，痰湿瘀滞而致，常表现为右肋胀满、嗳气恶心、食少纳呆、大便溏薄等。

医生特地给老强开了一道方子：山楂首乌消脂茶，常饮可防治脂肪肝。另外，医生还叮嘱老强，尽量少喝酒，少抽烟，少吃富含脂肪和糖类的食物，以免造成体内脂肪过剩。饭后要多走动，可以每天散步或慢走半个小时，加速体内脂肪的燃烧。保持开朗的心情，不暴怒，少气恼，注意劳逸结合。

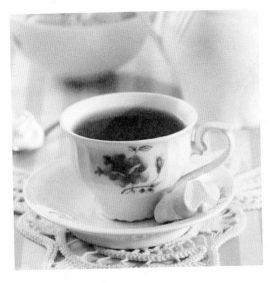

山楂首乌消脂茶

功效：可降压降脂、软化血管，常饮可治脂肪肝。

做法：准备山楂15克，何首乌10克。将山楂、何首乌分别洗净、切碎，一同放入锅中，加入适量清水，浸泡2小时，再煎煮1小时，然后去渣取汤当茶饮用。

艾灸治疗腹泻效果不一般

调和肠道泻立停
灸下巨虚、天枢、关元、命门穴

腹泻是指大便的次数增加、质地变稀，甚至泻下如水。食物中毒或肠道感染、炎症、肿瘤都会引起急性或慢性腹泻。中医将腹泻多称之为"泄泻"或"下利"，认为腹泻发生的主要原因，不是外感湿浊之邪，就是体内水湿不化。

温和灸下巨虚

【取穴原理】下巨虚穴对于调整小肠运化吸收有独到疗效，临床上常选用下巨虚治疗泄泻。

【定位】位于小腿前外侧，当犊鼻下9寸，距胫骨前缘一横指（中指）。

艾灸方法 点燃艾条，对准下巨虚穴，距离皮肤1.5～3厘米处，每次温和施灸10～20分钟。每日1次，5～7天为一疗程。

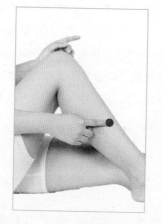
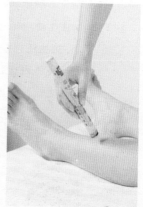

温和灸天枢

【取穴原理】天枢穴一方面用于腹部气血的调整；另一方面是应用灸疗的"上下定位法"。上取天枢，下取下巨虚，打通经络气血作用更强。

【定位】位于腹中部，距脐中2寸。

艾灸方法 点燃艾条，对准天枢穴，距离皮肤1.5～3厘米处，每次温和施灸10～20分钟。

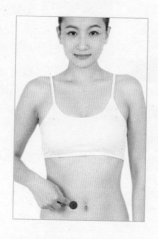
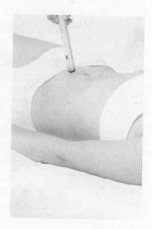

温盒灸关元

【取穴原理】 "五更泻"为肾阳不足、命门火衰导致，可取关元穴艾灸，以补肾阳、旺命门、益火止泻。

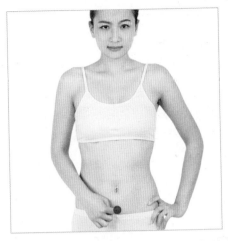

【定位】 位于下腹部，前正中线上，当脐中下3寸。

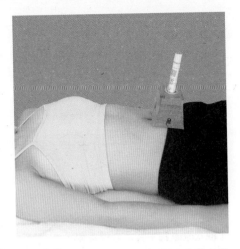

艾灸方法 将温灸盒放置在关元穴上，点燃艾条，将艾条放置在铁纱网上，盖上盖子进行艾灸，每次灸10分钟，每日灸1次。

雀啄灸命门

【取穴原理】 命门蕴藏先天之气，内藏真火，称为"命门火"，命门火衰的人会出现四肢清冷、五更泻的问题。

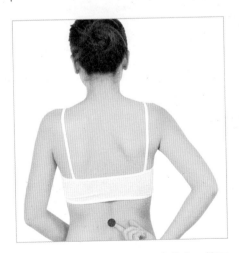

【定位】 位于腰部，当后正中线上，第二腰椎棘突下凹陷中。

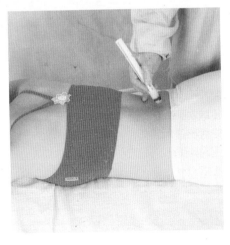

艾灸方法 点燃艾条，对准命门穴，距离皮肤1.5～3厘米处，像鸟雀啄食一样上下施灸，每次15～20分钟。

腹痛就找艾灸，帮你轻松缓解疼痛

胃肠调和通腑气
灸中脘、天枢、关元、足三里穴

腹痛的原因多种多样，有腹腔内外器官的病变，也有心理原因引起的。《症因脉治》说："痛在胃之下，脐之四旁，毛际之上，名曰腹痛。"可以根据不同情况，做相应的艾灸调理。

直接灸中脘

【取穴原理】中脘穴有健脾和胃的功效，对调治上腹部疼痛很有效。

【定位】位于上腹部，前正中线上，当脐中上4寸。

艾灸方法 在中脘穴上涂少许油剂，使艾炷易于固定，然后将艾炷直接置于穴位上，点燃尖端。当患者有灼热感时，将艾炷夹去，再更换新艾炷施灸。

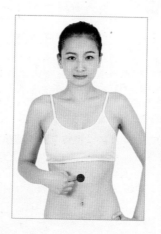
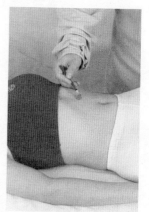

回旋灸天枢

【取穴原理】灸天枢穴，可疏通大肠腑气，缓解因肠胃不和引起的腹痛。

【定位】位于腹中部，距脐中2寸。

艾灸方法 点燃艾条，对准天枢穴，距离皮肤1.5～3厘米处，每次温和施灸10～20分钟。

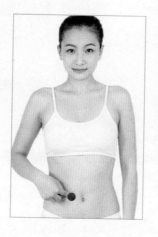
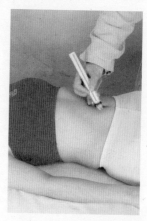

隔姜灸关元

【取穴原理】关元穴是小肠经募穴，小肠是人体吸收营养物质的主要器官，艾灸关元穴能促进肠道功能，缓解腹痛。

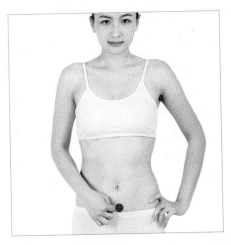

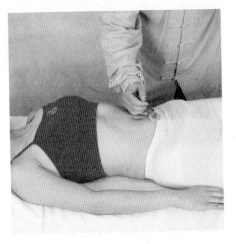

【定位】位于下腹部，前正中线上，当脐中下3寸。

艾灸方法 选择新鲜的老姜，切成0.3厘米厚的薄片，在姜上扎小孔。把姜放在关元穴上，将艾炷放置姜上，点燃艾炷，每次每穴灸5～10分钟，每日1次。

雀啄灸足三里

【取穴原理】灸足三里穴能使气血源源不断地生长、流通，对于气滞、寒凉引起的腹痛很有效。

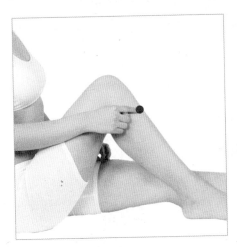

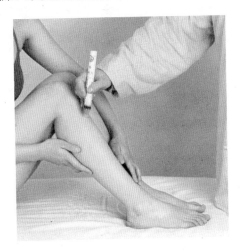

【定位】位于小腿前外侧，当犊鼻下3寸，距胫骨前缘一横指（中指）。

艾灸方法 点燃艾条，对准足三里穴，距离皮肤1.5～3厘米处，像鸟雀啄食一样上下施灸，每次15～20分钟。

那些年我们曾经历过的 便秘

腑气通畅一身轻
灸天枢、脾俞、照海、承山穴

便秘是指大便干燥、排出困难，或者排便间隔时间较长，次数减少，经常 3～5 日或 6～7 日才能大便 1 次。部分患者还伴有头痛头晕、腹中胀满疼痛、易怒等症状，甚至引发痔疮、肛裂。

温和灸天枢

【取穴原理】灸天枢穴，可疏通大肠腑气，缓解因肠胃不和引起的便秘。

【定位】位于上腹部，前正中线上，当脐中上 4 寸。

艾灸方法 点燃艾条，对准天枢穴，距离皮肤 1.5～3 厘米处温和施灸，每次 10～20 分钟。每日 1 次，5～7 天为一个疗程，间隔 2 日可行下一个疗程。

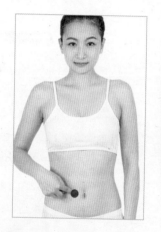
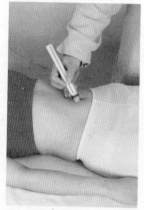

温和灸脾俞

【取穴原理】便秘兼消化不良，大便不干硬结块，排便困难或者常常三五天才有便意，多属于脾虚，可搭配灸脾俞。

【定位】位于背部，当第十一胸椎棘突下，旁开 1.5 寸。

艾灸方法 点燃艾条，对准承山穴，距离皮肤 1.5～3 厘米处，每次温和施灸 10～20 分钟。

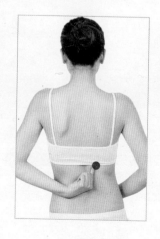
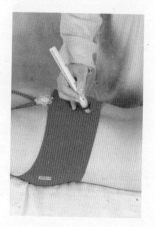

温和灸照海

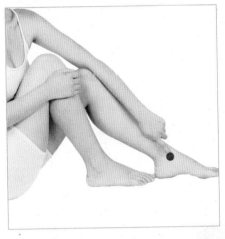

【取穴原理】 便秘以干硬结块为主，可配照海。此类情况常由阴虚所致。照海有滋阴清热的功效，作为配穴疗效佳。

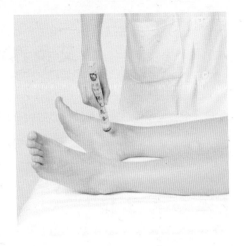

【定位】位于足内侧，内踝尖下方凹陷处。

艾灸方法 点燃艾条，对准照海穴，距离皮肤 1.5 ~ 3 厘米处，温和施灸，每次 10 ~ 20 分钟。每日 1 次，5 ~ 7 天为一个疗程，间隔 2 日可行下一个疗程。

回旋灸承山

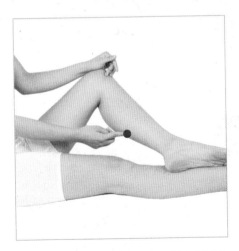

【取穴原理】 肛肠病变患者多在承山穴处有明显压痛或条索性改变。承山穴有润肠通便、清热利湿、通络止痛的功效。

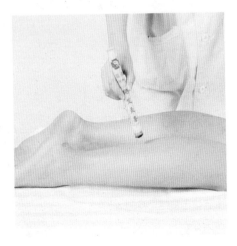

【定位】位于小腿后面正中，委中与昆仑之间，当伸直小腿或足跟上提时腓肠肌肌腹下出现尖角凹陷处。

艾灸方法 点燃艾条，对准三阴交穴，距离皮肤 1.5 ~ 3 厘米处，像鸟雀啄食一样上下施灸，每次 15 ~ 20 分钟。

艾灸赶走 慢性胃炎 ，胃好吃饭自然香

艾灸养胃胜吃药
灸胃俞、中脘、足三里、章门穴

慢性胃炎是由各种病因引起的胃黏膜慢性炎症，分为浅表性胃炎和萎缩性胃炎两种。一般表现为上腹疼痛，食欲减退和餐后饱胀，进食不多但觉过饱。症状常因冷食、硬食、食辛辣或其他刺激性食物而引发或加重。

┃ 温和灸胃俞 ┃

【取穴原理】胃俞有和胃健脾、理中降逆的功效，可以有效调治胃部不适。

【定位】位于背部，当第十二胸椎棘突下，旁开1.5寸。

艾灸方法 对准胃俞穴，距离皮肤1.5～3厘米处，温和施灸，每次10～20分钟。每日1次，5天为一个疗程，间隔2日可行下一个疗程。

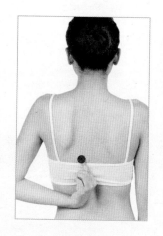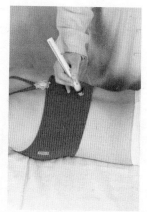

┃ 温和灸中脘 ┃

【取穴原理】中脘有通肠胃、助消化的功效，配合胃俞治疗慢性胃炎有很好的疗效。

【定位】位于上腹部，前正中线上，当脐中上4寸。

艾灸方法 对准中脘穴，距离皮肤1.5～3厘米处，温和施灸，每次10～20分钟。每日1次，5天为一个疗程，间隔2日可行下一个疗程。

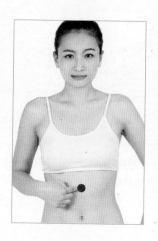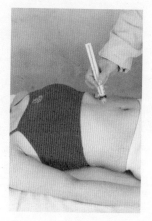

隔姜灸足三里

【取穴原理】 生发胃气、燥化脾湿。主治消化不良、呕吐、腹胀、肠鸣等胃肠疾病。

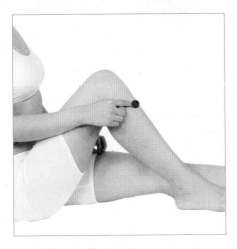

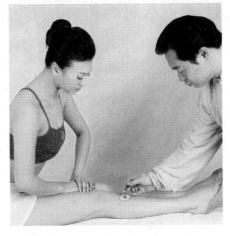

【定位】位于小腿前外侧，当犊鼻下3寸，距胫骨前缘一横指（中指）。

艾灸方法 取俯卧位。选择新鲜的老姜，切成0.3厘米厚的薄片，在姜上扎小孔。把姜放在足三里穴上，将艾炷放置姜上，点燃艾炷，每次灸5～10分钟。

回旋灸章门

【取穴原理】 章门穴为八大会穴之一，灸此穴可以起到调理中气、舒畅气血的作用。

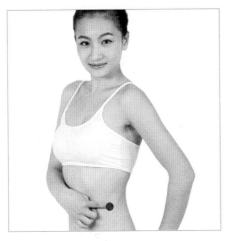

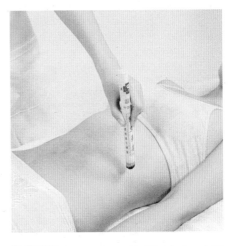

【定位】位于侧腹部，当第十一肋游离端的下方。

艾灸方法 点燃艾条，对准三阴交穴，距离皮肤1.5～3厘米处，像鸟雀啄食一样上下施灸，每次15～20分钟。

消化不良，
山楂大米粥来调理

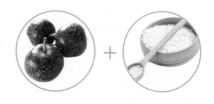

经典案例

　　张小姐是一家房产中介的经理，工作起来像停不下来的陀螺，经常一忙起来，连饭都吃不上。有时还要陪客户应酬，餐桌上免不了大鱼大肉和酒水。慢慢地，她发现自己经常腹部鼓胀，吃不下饭，有时还会恶心、呕吐。严重时还要买药吃，暂时好了，但没过几天，又出现消化不良。医生发现张小姐舌质淡红，舌苔白，脉细弱，正是因中气不足而引起食欲不振导致的消化不良。消化不良在中医学属于"脘痞""胃痛""嘈杂"等范畴，常由于先天禀赋不足、饮食失节、外感湿邪等引起。多表现为饮食无味，食后上腹饱胀、恶心呕吐等。有一个老偏方山楂大米粥，对防治消化不良很有效。另外，改善不良的生活习惯对治疗消化不良也很重要。饮食应以清淡为主，少吃辛辣、油腻的食物，切忌暴饮暴食。还要注意劳逸结合，保持乐观积极的心态，经常锻炼身体。

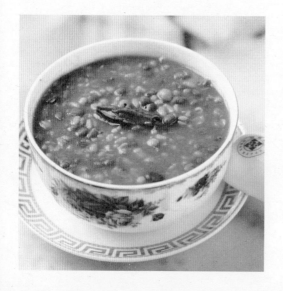

山楂大米粥

功效：山楂健脾胃、消食积，大米补中养胃、和五脏，白糖可调理胃肠道，此偏方适用于消化不良引起的食少厌食者。

做法：准备山楂 30 克，大米 60 克，白糖适量。将山楂煎取浓汁，取汁与大米、白糖一同煮粥，分 2 ~ 3 次服用。

胃痛，按揉中脘、梁丘、足三里立即有效

胃痛发生的常见原因有寒邪客胃、饮食伤胃、肝气犯胃和脾胃弱等。若寒邪客于胃中，寒凝不散，阻滞气机，可致胃气不和而疼痛；或因饮食不节，饥饱无度，或过食肥甘，食滞不化，气机受阻，胃失和降引起胃痛。

取穴

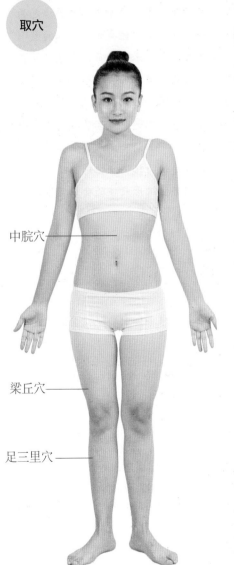

中脘穴

梁丘穴

足三里穴

按揉方法

1
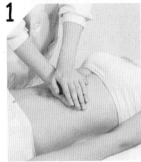
中脘：用双手重叠，掌心置于肚脐上，沿肚脐周围做逆时针摩腹运动，时间为10～15分钟。

2
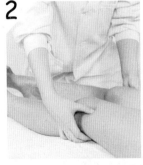
梁丘：用拇指指腹推按梁丘穴1～3分钟，长期按摩，可改善胃痉挛、膝关节痛等。

3
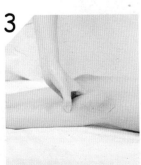
足三里：最后用手指指腹按揉足三里穴，时间为3～4分钟。

水肿别怕，
鲫鱼冬瓜皮汤健脾瘦身

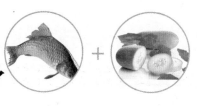

　　小水有一件烦心事，每次来月经时身体会出现水肿，严重时手和脚都会有明显的肿胀感，用手按还会凹下，穿鞋子会紧。平常出现这种情况的次数比较少，水肿也是随着例假结束就会慢慢消失。医生发现小水的脸明显肿胀、发亮，眼皮也是水肿的。医生告诉小水，水肿的原因有很多，营养不良会引起水肿，心脏、肾、肝脏疾病也会导致水肿，女性妊娠后期和经期时也可能会出现水肿。她正是属于经期水肿，中医上称为经行水肿或经来遍身水肿，多因脾肾阳虚，气化不利，水湿不运，或因肝气郁滞，血行不畅所致。医生推荐她食用一个简单的偏方——鲫鱼冬瓜皮汤，消退肿胀效果明显。另外，还提醒小水，饮食要以清淡为佳，保持营养均衡，水果和蔬菜可以多吃一些，多吃薏米、红豆等帮助排水利尿的食物，少吃煎炸食物。晚餐不宜吃过饱，睡前不宜喝过多的水。

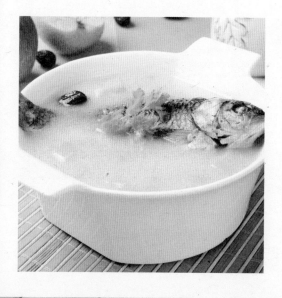

鲫鱼冬瓜皮汤

功效：此方能利尿消肿，用于慢性、急性水肿。

做法：准备鲫鱼1条，冬瓜皮60克，薏米30克，盐少许。将鲫鱼处理干净，同冬瓜皮、薏米一同煮汤，待冬瓜皮、薏米熟烂后，加盐调味食用。1天2次，7天为一个疗程。

神经衰弱，
灵芝银耳汤有妙用

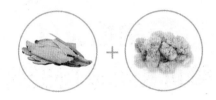

　　方小姐在一家文化公司做策划，这几天为赶策划稿，她连续加班几天，白天晚上都在想着怎么改稿。这下，她的作息全部打乱了，精神状况也不好了，早上早早地醒来，晚上睡不着，白天一到公司就昏昏欲睡，提不起精神来。医生发现方小姐舌质红、苔黄厚、脉滑数，便问她是否有腹胀、头痛、食欲不佳、大便干结等症状，她说确实有。综合以上情况，医生判断她得的是痰热内扰型神经衰弱。神经衰弱是指由于长期处于紧张和压力下，出现精神易兴奋和脑力易疲之现象，常伴有情绪烦恼、易激惹、睡眠障碍、肌肉紧张性疼痛等。中医学认为神经衰弱可由意志薄弱、思虑太过、惊恐郁怒、劳逸失调等原因引起。医生给方小姐推荐一个制作简单却有效的老偏方：灵芝银耳汤。此偏方已经过多次验证，可帮助改善神经衰弱，有益于身体健康。

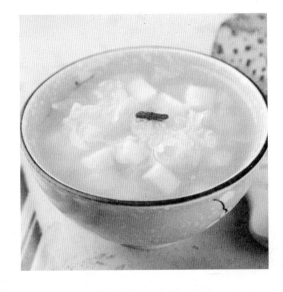

灵芝银耳汤

功效：此汤滋补强壮、固本扶正，适合治疗神经衰弱等症。

做法：准备灵芝 10 克，水发银耳 20 克，鸡蛋清 1 个，冰糖适量。先将灵芝洗净切薄片，加入清水，用小火慢蒸，取汁 2 次，待用。将冰糖入开水锅中化开，倒入鸡蛋清搅匀，将汤汁盛于蒸碗内，加入灵芝汁、银耳，用保鲜膜封住，蒸约 2 小时，即可食用。

贫血就吃益气芝麻粳米粥

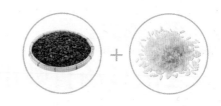

经典案例

　　小荣是一个身材瘦弱的姑娘，她怎么吃都不胖，而且还有贫血的毛病，经常感觉头晕、乏力，气色也很差。去医院检查是缺铁性贫血，医生开了补血药，连续吃了一个月后，贫血状况只得到一定程度的改善，但还是会觉得头晕、乏力。经过诊治，发现小荣血气不足，还有明显的低血糖症状，因为体内血糖不足，所以容易出现头晕、乏力，确实属于缺铁性贫血。从中医的角度上讲，缺铁性贫血多由于长期慢性肠胃疾患，或长期失血、妊娠失养，加之饮食失调，导致脾胃虚弱，运化失职，水谷精微的减少，生血资源不足，不能充养五脏六腑、肌肉筋骨，故有一系列血虚证。小荣之前吃了一个月的补血药，现在的情况不是很严重，于是医生建议她食用芝麻粳米粥。还特意嘱咐小荣，要加强日常饮食营养，做到营养均衡，多吃新鲜蔬菜水果及富含铁的食品。此外，应保持心情舒畅，避免剧烈活动和过度劳累。

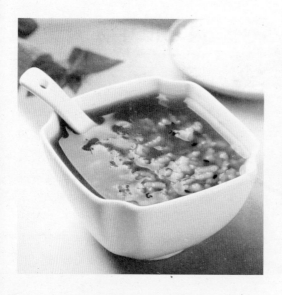

芝麻粳米粥

功效：此方能补气生血，主治血虚、面色无华、四肢无力、爪甲不荣等症。

做法：准备黑芝麻 15 克，粳米 30 克。先将黑芝麻炒熟研成粉，同粳米一起放入锅中，加适量清水同煮成粥食用，坚持食用 2 个星期。

PART 6 外科：日常伤痛速见效

>> 日常生活中难免会有许多磕磕碰碰，一些皮外伤更是在所难免，而诸如颈椎病、肩周炎、腰椎间盘突出症、坐骨神经痛等常见骨伤科疾病常常给人们的生活带来莫大的不便，其产生的痛苦也非一般人所能承受。借助一些传统的中医疗法，如按摩、艾灸、拔罐等可以针对不同疾病的不同证型进行对应的治疗，在最大程度上减轻这些病痛，让我们的手脚更灵活、生活充满更多的欢声笑语。

颈椎病治疗，它的秘密在哪里？

颈椎病又称颈椎综合征，是一种以退行性病理改变为基础的疾病，是颈椎骨关节炎、增生性颈椎炎、颈神经根综合征、颈椎间盘突出症的总称。

发病原因及其临床症状

1. 颈椎病的主要症状是头、颈、肩、背、手臂酸痛，脖子僵硬，活动受限。颈肩酸痛可延至头枕部和上肢，有的伴有头晕，重者伴有恶心呕吐；肩背部有沉重感，上肢无力，手指发麻，手握物无力，有时不自觉地握物落地；另一些患者下肢无力，双脚麻木，行走时有如踏棉花感。

2. 当颈椎病累及交感神经时，可出现头晕、头痛、视力模糊，两眼发胀、发干、张不开，耳鸣、耳堵，平衡失调，心跳过速，心慌，有的甚至出现胃肠胀气等症状。

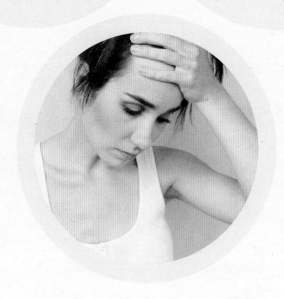

拔罐方法 刺络拔罐

取穴 大椎穴、大杼穴

操作步骤

对穴位皮肤进行消毒→捏紧穴位皮肤，将三棱针迅速刺入→出针后用闪火法将罐吸拔在点刺穴位上，留罐10～15分钟。

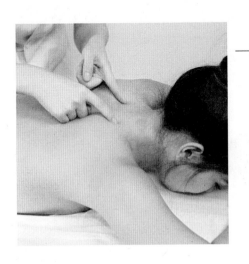 →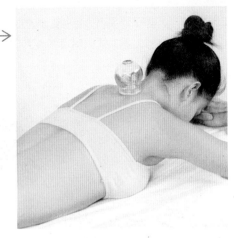

对症食材

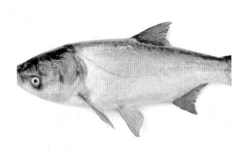

鱼 **性味：**
恍甘，味平。
功效：益气健脾、利水消肿、清热解毒、柔筋利骨。

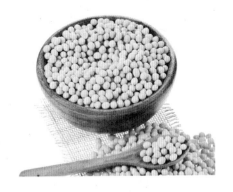

黄豆 **性味：**
味甘，性寒。
功效：健脾利湿。

落枕，艾灸让你行动敏捷自如

舒筋祛寒止疼痛
灸大椎、肩井、悬钟、外劳宫穴

落枕一般表现为入睡前无症状，睡醒后感到颈背部明显酸痛，脖子活动受限。诱发落枕的原因很多，如颈部关节、韧带、肌肉受到了寒冷的刺激，引起局部肌肉痉挛性收缩；或者是睡觉姿势欠妥、枕头使用不当，导致颈部一侧肌肉韧带受到过度牵拉等。

隔姜灸大椎

【取穴原理】大椎穴有清热镇痛的作用，艾灸大椎可治颈项疼痛、感冒、头痛、咳嗽、气喘等症。

【定位】位于后正中线上，第七颈椎棘突下凹陷中。

艾灸方法 将老姜切成0.3厘米厚的薄片，在姜上扎小孔。把姜放在大椎穴上，将点燃的艾炷放置姜上，每次灸5～10分钟。

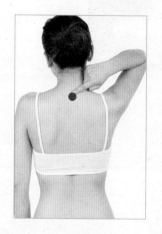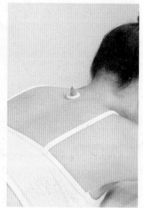

回旋灸肩井

【取穴原理】肩井穴有疏导水液、活血化瘀的作用，艾灸此穴位可以疏通气血，缓解落枕。

【定位】位于肩上，前直乳中，当大椎与肩峰端连线的中点上。

艾灸方法 点燃艾条，对准肩井穴，距离皮肤1.5～3厘米处，回旋施灸，每次5～15分钟。

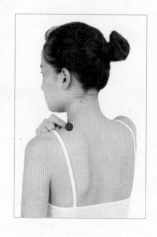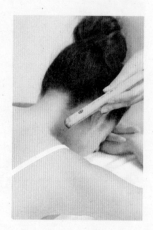

直接灸悬钟

【取穴原理】 悬钟穴可舒张筋脉，治颈项强痛、坐骨神经痛、中风等疾病。

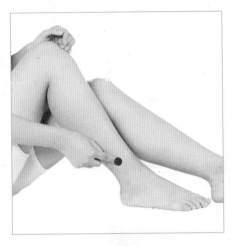

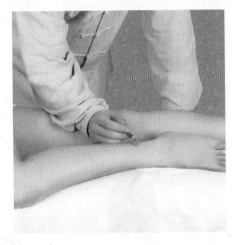

【定位】位于小腿外侧，当外踝尖上3寸，腓骨前缘。

艾灸方法 在悬钟穴上涂少许油剂，使艾炷易于固定，然后将艾炷直接置于穴位上，用火点燃尖端。当患者有灼热感时，用镊子将艾炷夹去，再更换新艾炷施灸。

回旋灸外劳宫

【取穴原理】 外劳宫又称"落枕穴"，具有祛风通络、活血止痛的功效。可治疗落枕、腰痛、颈椎病等病症。

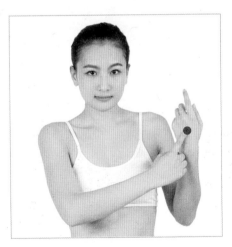

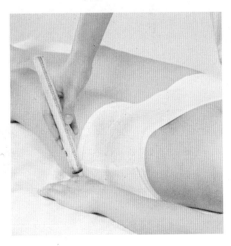

【定位】位于手背，第二、三掌骨之间，掌指关节后0.5寸处。

艾灸方法 点燃艾条，对准外劳宫穴，距离皮肤1.5～3厘米处，回旋施灸，每次5～15分钟。

肩周炎，隐形的职业病杀手

肩周炎，是一种常见的软组织慢性炎症。肩周炎的症状主要表现为肩关节僵硬、无法举高、转动手臂及肩周隐隐作痛，甚至疼痛难忍等。它不仅带来病痛的折磨，更重要的是还会造成其他肩周病变，如退行性肩关节炎、喙突炎、类风湿性关节炎、肩纤维组织炎、退骨性关节炎等。中医认为，肩周炎多是由于年老体弱、气血两亏、正气不足或者肩部外伤、劳损致使气血阻滞、外感风寒湿邪、筋骨缺氧、经脉萎缩所致。

取穴

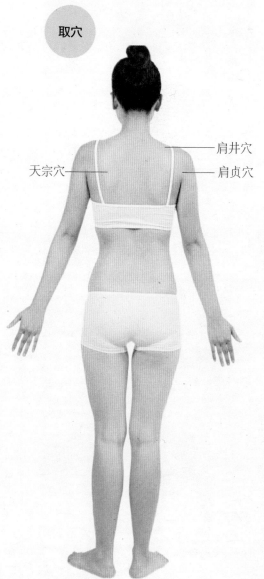

天宗穴——————

————肩井穴

————肩贞穴

按揉方法

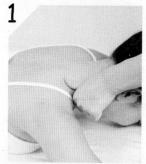

1 肩井：用拇指指腹按揉肩井穴3～5分钟，长期按摩，可改善肩部酸痛、肩周炎等。

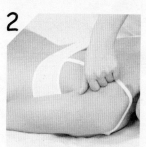

2 肩贞：用拇指指尖掐按肩贞穴100～200次，每天坚持，能够治疗肩周炎。

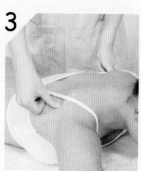

3 天宗：用拇指指腹按揉天宗穴100～200次，每天坚持，能够治疗肩背疼痛。

肩膀酸痛，
找风池、臂臑、肩髃来帮忙

肩膀酸痛表现为肩关节酸胀、疼痛，双臂无力，活动困难。引起肩膀酸痛的原因较多，如足部血液循环受阻，下肢血液无法回流至心脏，从而影响上半身血液循环，引发肩膀酸痛；腰部过分挺直使骨盆出现前倾，容易影响到上身甚至颈部的骨骼，造成肩部疲劳。

取穴

按揉方法

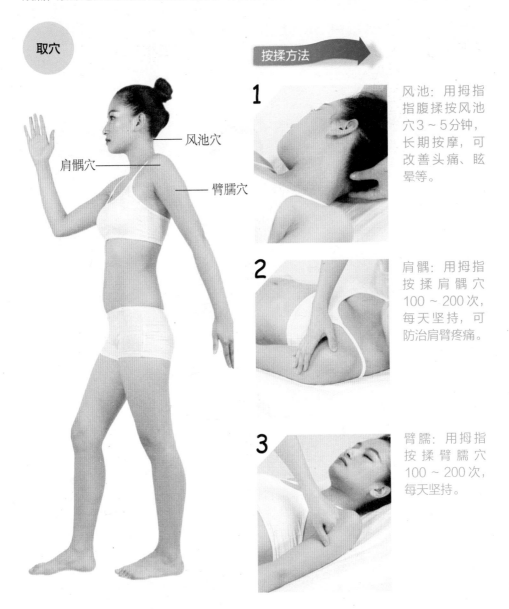

风池穴

肩髃穴

臂臑穴

1 风池：用拇指指腹揉按风池穴3~5分钟，长期按摩，可改善头痛、眩晕等。

2 肩髃：用拇指按揉肩髃穴100~200次，每天坚持，可防治肩臂疼痛。

3 臂臑：用拇指按揉臂臑穴100~200次，每天坚持。

胳膊肘儿疼得难受，就要警惕 网球肘

疏经通络利关节
灸曲池、手三里、合谷、少海穴

网球肘，中医称之为"肘劳"，大多是因为长期反复地屈伸肘关节或腕关节和前臂旋前、旋后活动过于频繁导致。临床上表现为肘关节外侧肿胀疼痛，手臂无力，前臂与腕关节做屈伸或旋转动作时疼痛明显加剧。这是经络淤阻所致，艾灸可以疏经通络。

温和灸曲池

【取穴原理】曲池穴有疏经通络、活血化瘀的功效，可调治肘关节疼痛、肩膀疼痛等。

【定位】位于肘横纹外侧端，屈肘，当尺泽与肱骨外上髁连线中点。

艾灸方法 点燃艾条，对准曲池穴，距离皮肤 1.5 ~ 3 厘米处，温和施灸，每次 15 ~ 20 分钟。每日 1 次或 2 次。

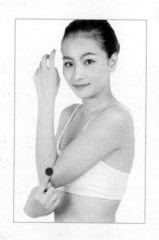
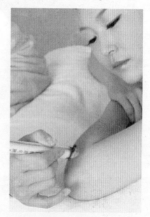

隔姜灸手三里

【取穴原理】手三里有清热明目、调理肠胃的功效，主治肩周炎、网球肘、上肢不遂、牙痛。

【定位】位于前臂背面桡侧，当阳溪与曲池的连线上，肘横纹下 2 寸。

艾灸方法 将老姜切成 0.3 厘米厚的薄片，在姜上扎小孔。把姜放在手三里穴上，将点燃的艾炷置于姜上，每次灸 5 ~ 10 分钟。

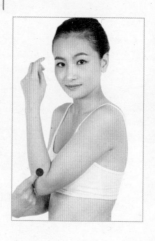
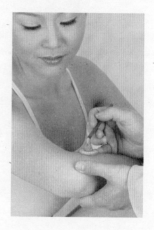

温和灸合谷

【取穴原理】 合谷穴具有镇静止痛、通经活经的功效。缓解网球肘引起的肘关节外侧肿胀疼痛。

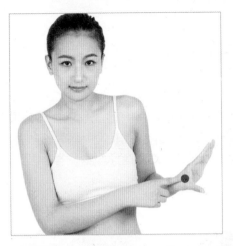

【定位】位于手背，第一、二掌骨间，当第二掌骨桡侧的中点处。

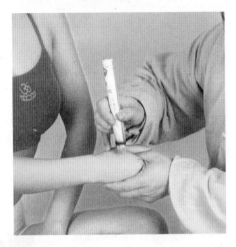

艾灸方法 点燃艾条，对准合谷穴，距离皮肤 1.5 ~ 3 厘米处，温和施灸，每次每穴 10 ~ 15 分钟。每日 1 次，5 ~ 7 天为一个疗程。

雀啄灸少海

【取穴原理】 少海穴是治疗网球肘的要穴，可理气通络、益心安神。主治前臂麻木、网球肘、心痛、健忘等。

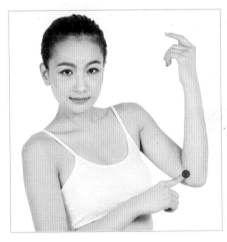

【定位】屈肘，当肘横纹内侧端与肱骨内上髁连线的中点处。

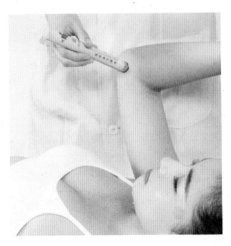

艾灸方法 点燃艾条，对准少海穴，距离皮肤 1.5 ~ 3 厘米处，像鸟雀啄食一样上下施灸，每次 15 ~ 20 分钟。

慢性腰肌劳损，灸补肾四大穴

补肾养筋
灸命门、肾俞、委中、志室穴

慢性腰肌劳损又称腰背肌筋膜炎或功能性腰痛，是指腰骶部软组织的慢性损伤，导致局部无菌性炎症，从而引起腰骶部疼痛，多见于体力劳动者和固定姿势的工作者。中医认为，引起腰肌劳损的原因是外感风寒湿邪，肾气虚弱，影响局部气血运行，血行不畅引起。

温和灸命门

【取穴原理】命门穴有补肾壮阳的功效，可以主治下肢痿痹、腰脊强痛、遗精、阳痿等症状。

【定位】位于腰部，当后正中线上，第二腰椎棘突下凹陷中。

艾灸方法 手执点燃的艾条，对准命门穴，在距皮肤1.5～3厘米处施灸。每日灸1次，每次灸3～15分钟，灸至皮肤产生红晕为止。

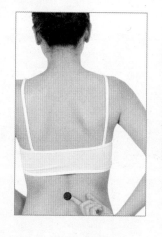
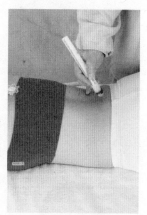

温和灸肾俞

【取穴原理】肾俞为补肾要穴，可以强健腰肾。艾灸这个穴位，可以调治因肾虚引起的腰肌劳损。

【定位】位于腰部，当第二腰椎棘突下，旁开1.5寸。

艾灸方法 点燃艾条，对准肾俞，距离皮肤1.5～3厘米处，温和施灸，每次10～15分钟。每日1次，5～7天为一个疗程。

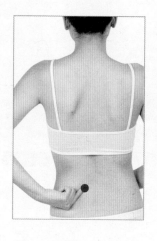
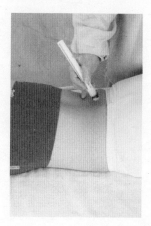

温和灸委中

【取穴原理】 具有舒经活络、凉血解毒的功效。主治头痛、恶风寒、小便不利、腰背疼、遗尿。

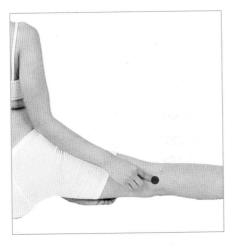

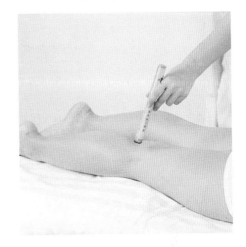

【定位】位于腘横纹中点，当股二头肌腱与半腱肌肌腱的中间。

艾灸方法 点燃艾条，对准委中穴，距离皮肤 1.5 ～ 3 厘米处，温和施灸，每次每穴10 ～ 15 分钟。每日 1 次，5 ～ 7 天为一个疗程。

隔姜灸志室穴

【取穴原理】 志室穴具有补肾、利湿、强腰肾的功效。主治阳痿、遗精、腹痛、小便不利、水肿。

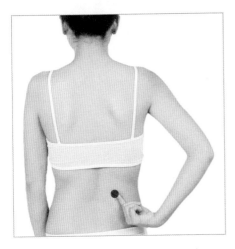

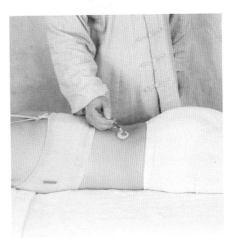

【定位】位于腰部，当第二腰椎棘突下，旁开 3 寸。

艾灸方法 取俯卧位。选择新鲜的老姜，切成 0.3 厘米厚的薄片，在姜上扎小孔。把姜放在志室穴上，将艾炷放置姜上，点燃艾炷，每次灸 5 ～ 10 分钟。

急性腰扭伤，不用再干着急

立竿见影止腰痛
灸腰阳关、委中、环跳、阿是穴

急性腰扭伤俗称闪腰，为腰部软组织包括肌肉、韧带、筋膜、关节突关节的急性扭伤。急性腰扭伤多见于中青年，主要是由肢体超限度负重、姿势不正确、动作不协调、猛提重物等导致。中医认为，急性腰扭伤是气滞血瘀、湿热内蕴、经络不通导致。

温和灸腰阳关

【取穴原理】腰阳关为督脉要穴，可以通调督脉气血，主理腰部关节，缓解急性腰扭伤。

【定位】位于腰部，当后正中线上，第四腰椎棘突下凹陷中。

艾灸方法 点燃艾条，对准腰阳关穴，距离皮肤1.5～3厘米处，温和施灸，每次10～20分钟。

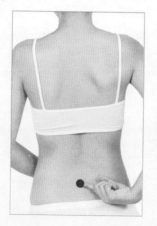
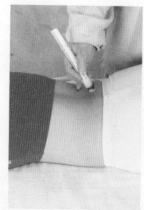

雀啄灸委中

【取穴原理】艾灸委中，可舒筋活络、强壮腰膝、调理下焦，有利于补益肾气，调治因肾虚引起的急性腰扭伤、腰部酸痛等。

【定位】位于腘横纹中点，当股二头肌腱与半腱肌肌腱的中间。

艾灸方法 点燃艾条，对准委中穴，距离皮肤1.5～3厘米处，像鸟雀啄食一样上下施灸，每次10～15分钟。

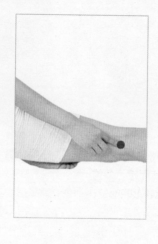
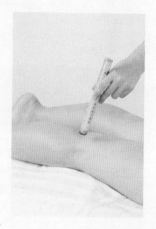

温和灸环跳穴

【取穴原理】 环跳穴具有腰腿、通经络等功效。主治下肢麻痹、坐骨神经痛、脚气、感冒、风疹。

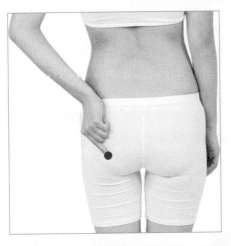

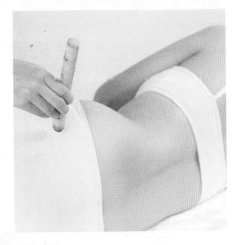

【定位】位于股外侧部，侧卧屈股，股骨大转子最高点与骶管裂孔连线的外 1/3 与中 1/3 交点处。

艾灸方法 点燃艾条，对准环跳穴，距离皮肤 1.5 ~ 3 厘米处，温和施灸，每次 10 ~ 20 分钟。

温盒灸阿是穴

【取穴原理】 灸腰部阿是穴，可以有效缓解急性腰扭伤。

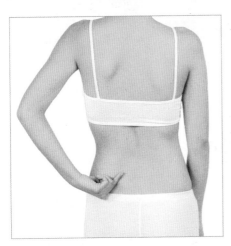

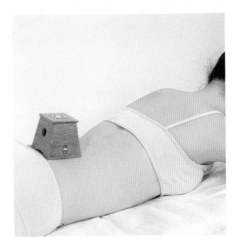

【定位】阿是穴，又名不定穴、天应穴、压痛点。这类穴位一般都随病而定，多位于病的附近，也可在与其距离较远的部位，没有固定的位置和名称。

艾灸方法 将温灸盒放置在腰部阿是穴上，点燃艾条，将艾条放置在铁纱网上，盖上盖子进行艾灸，每次灸 10 ~ 20 分钟，每日或隔日灸 1 次。

腰椎间盘突出，祛寒除湿是关键

祛风通络解腰痛
灸腰阳关、命门、委中、承扶穴

腰椎间盘突出是临床上较为常见的腰部疾患之一，是骨伤科的常见病、多发病。主要是由腰椎间盘发生变化、腰部外伤或长期的腰部劳损等引起的。其主要症状为腰及坐骨神经分布区域的放射痛，或伴有下肢麻木和感觉减退等，严重者甚至影响翻身和坐立。

| 温和灸腰阳关 |

【取穴原理】腰阳关为督脉要穴，可以通调督脉气血，调理腰部关节，缓解腰痛僵硬。

【定位】位于腰部，当后正中线上，第四腰椎棘突下凹陷中。

艾灸方法 点燃艾条，对准腰阳关穴，距离皮肤 1.5 ~ 3 厘米处，温和施灸，每次 10 ~ 20 分钟。每日 1 次，5 ~ 7 天为一个疗程。

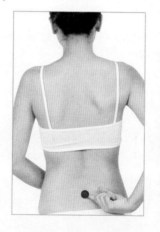
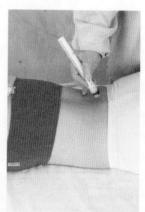

| 温和灸命门 |

【取穴原理】具有补肾壮阳、强肾健腰的功效。主治遗尿、尿频、赤白带下、胎屡坠、腰痛、脊强反折、手足逆冷。

【定位】位于腰部，当后正中线上，第二腰椎棘突下凹陷中。

艾灸方法 点燃艾条，对准命门穴，距离皮肤 1.5 ~ 3 厘米处，温和施灸，每次 10 ~ 20 分钟。每日 1 次，5 ~ 7 天为一个疗程。

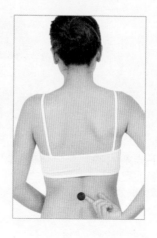
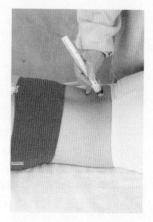

雀啄灸委中

【取穴原理】 委中穴可理气镇痛、舒筋活络、清热止痉，可辅助治疗腰椎间盘突出症。

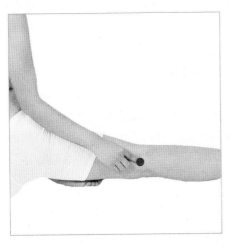

【定位】位于腘横纹中点，当股二头肌腱与半腱肌肌腱的中间。

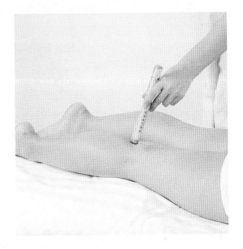

艾灸方法 点燃艾条，对准委中穴，距离皮肤 1.5 ~ 3 厘米处，像鸟雀啄食一样上下施灸，每次 10 ~ 15 分钟。

雀啄灸承扶

【取穴原理】 具有通便消痔、舒经活络的功效。主治下肢疼痛、腰痛、腰椎间盘突出、便秘等。

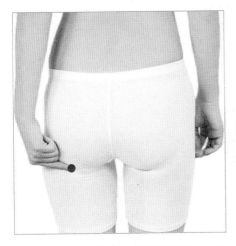

【定位】位于大腿后面，臀下横纹的中点。

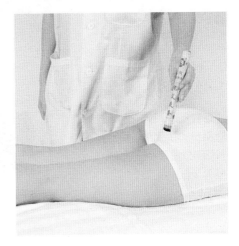

艾灸方法 点燃艾条，对准承扶穴，距离皮肤 1.5 ~ 3 厘米处，像鸟雀啄食一样上下施灸，每次 15 ~ 20 分钟。

腰痛僵硬怎么办，艾灸让你挺起腰板

舒利经络腰灵活
灸腰阳关、大椎、腰眼、肾俞穴

腰痛僵硬是外科一种常见症状，原因很多。随着年龄的增长，人体骨质发生退行性病变，造成骨质增生，会引起腰痛。许多内脏病变，如肾脏疾病、胰腺疾病也会引起腰痛，此外，腰肌劳损也会引起腰痛。

隔姜灸腰阳关

【取穴原理】腰阳关为督脉要穴，可以通调督脉气血，主理腰部关节，缓解腰痛僵硬。

【定位】位于腰部，当后正中线上，第四腰椎棘突下凹陷中。

艾灸方法 将老姜切成 0.3 厘米厚的薄片，在姜上扎小孔。把姜放在腰阳关穴上，将艾炷放置姜上，点燃艾炷，每次灸 5 ~ 10 分钟。

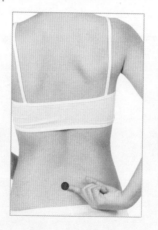
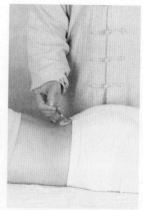

温和灸大椎

【取穴原理】艾灸大椎穴能使腰腿部的血液循环恢复畅通，可以有效防治腰痛、僵硬。

【定位】位于后正中线上，第七颈椎棘突下凹陷中。

艾灸方法 点燃艾条，对准大椎穴，距离皮肤 1.5 ~ 3 厘米处，温和施灸 10 ~ 15 分钟。

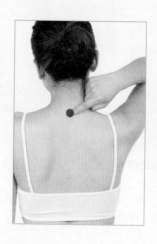
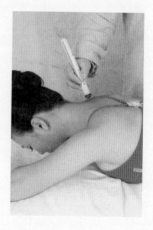

| 直接灸腰眼 |

【取穴原理】 此穴具有强腰健肾功效。主治坐骨神经痛、腰腿痛、腰骶疼痛、下肢痿痹。

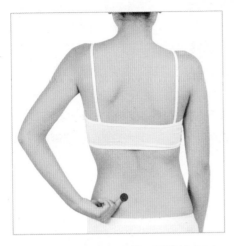

【定位】位于腰部，当第四腰椎棘突下，旁开约 3.5 寸凹陷中。

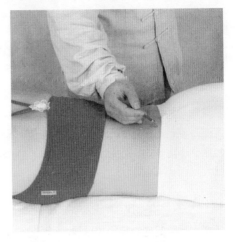

艾灸方法 腰眼穴上涂少许油剂，使艾炷易于固定，然后将艾炷直接置于穴位上，用火点燃尖端。当患者有灼热感时，用镊子将艾炷夹去，再更换新艾炷施灸。

| 雀啄灸肾俞穴 |

【取穴原理】 具有益肾助阳、调节生殖功能的功效。

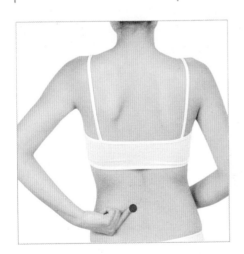

【定位】位于腰部，当第二腰椎棘突下，旁开 1.5 寸。

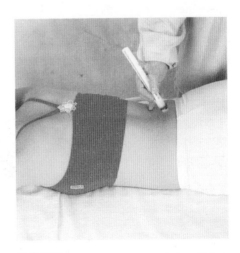

艾灸方法 点燃艾条，对准肾俞穴，距离皮肤 1.5 ~ 3 厘米处，像鸟雀啄食一样上下施灸，每次 15 ~ 20 分钟。

坐骨神经痛，艾灸帮你缓解疼痛

舒筋通络

灸环跳、阳陵泉、委中、风市穴

坐骨神经痛，是指在坐骨神经周围分布的区域的阵发性或持续性疼痛，多表现在臀部、大腿后侧、小腿踝关节后外侧的烧灼样或针刺样疼痛。严重时疼痛如刀割，活动时疼痛加剧。中医认为，坐骨神经痛是由风寒湿邪凝滞、气血运行不畅、经络瘀阻所导致。

温和灸环跳

【取穴原理】坐骨神经痛以受风寒之邪最为多见。灸环跳穴能有效止痛。

【定位】位于股外侧部，侧卧屈股，股骨大转子最高点与骶管裂孔连线的外 1/3 与中 1/3 交点处。

艾灸方法 点燃艾条，对准环跳穴，距离皮肤 1.5～3 厘米处，温和施灸，每次 15～25 分钟。

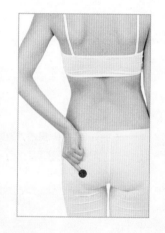
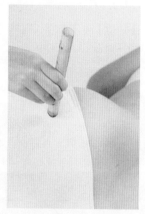

雀啄灸阳陵泉

【取穴原理】阳陵泉可舒筋活络、强壮腰膝、调理下焦。

【定位】位于小腿外侧，当腓骨小头前下方的凹陷中。

艾灸方法 点燃艾条，对准阳陵泉穴距离皮肤 1.5～3 厘米处，像鸟雀啄食一样上下施灸，每次每穴 10～20 分钟。

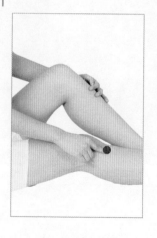
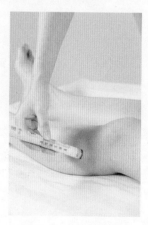

雀啄灸委中

【取穴原理】 具有舒经活络、凉血解毒的功效。主治腰腿痛、坐骨神经痛。

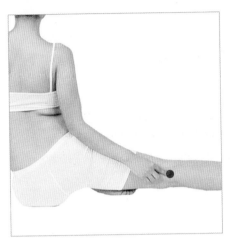

【定位】位于腘横纹中点，当股二头肌腱与半腱肌肌腱的中间。

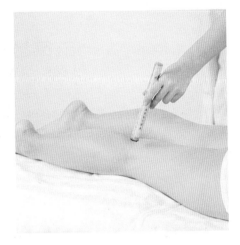

艾灸方法 点燃艾条，对准委中穴距离皮肤1.5～3厘米处，像鸟雀啄食一样上下施灸，每次每穴10～20分钟。

温和灸风市

【取穴原理】 风市穴是治疗风邪的要穴，有平肝息风的功效。常主治下肢风痹、坐骨神经痛、中风、半身不遂等。

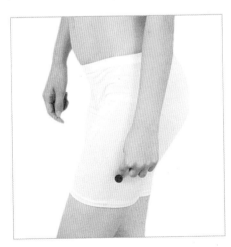

【定位】位于大腿外侧部的中线上，当腘横纹上7寸。或直立垂手时，中指尖处。

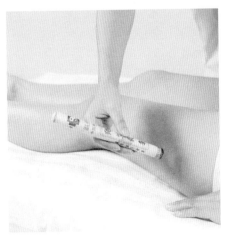

艾灸方法 点燃艾条，对准风市穴，距离皮肤1.5～3厘米处，温和施灸，每次15～20分钟。每日1次或2次，7天为一个疗程。

风湿性关节炎，老年人的通病

疏风散寒利关节
灸阴陵泉、阳溪、曲池、阳陵泉穴

风湿性关节炎主要表现为关节和肌肉游走性酸楚、疼痛，可出现急性发热，受累关节多为膝、踝、肩、肘、腕等关节，病变局部呈现红肿、灼热、剧痛。如果风湿活动影响心脏，则会发生心肌炎、心脏病等。中医认为，本病与外感风寒湿等邪气以及肝肾不足有密切关系。

回旋灸阴陵泉

【取穴原理】阴陵泉可清利温热、舒筋活络、益肾理气，治疗风湿酸痛效果极佳。

【定位】位于小腿内侧，胫骨内侧髁下方与胫骨内侧缘之间的凹陷处。

艾灸方法 点燃艾条，对准阴陵泉穴，距离皮肤1.5～3厘米处回旋施灸，每次10～20分钟。每日早晚各1次。

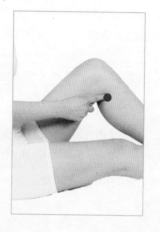
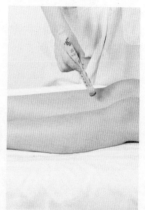

回旋灸阳溪穴

【取穴原理】具有清热散风、消肿止痛的功效。主治类风湿性关节炎引起疼痛、腰痛。

【定位】位于腕背横纹桡侧，手拇指向上翘起时，当拇短伸肌腱与拇长伸肌腱之间的凹陷中。

艾灸方法 点燃艾条，对准阳溪穴，距离皮肤1.5～3厘米处回旋施灸，每次10～20分钟。每日早晚各1次。

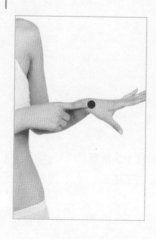
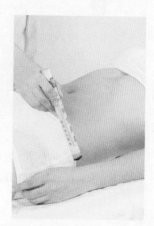

温和灸曲池

【取穴原理】 类风湿关节炎患者，可配曲池患病关节局部（如膝眼、肘窝）灸治，降逆活络，调治脾胃。

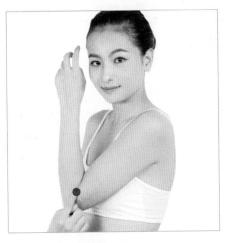

【定位】位于肘横纹外侧端，屈肘，当尺泽与肱骨外上髁连线中点。

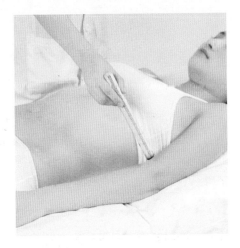

艾灸方法 点燃艾条，对准曲池穴，距离皮肤 1.5 ~ 3 厘米处，温和施灸，每次 15 ~ 20 分钟。每日 1 次或 2 次，7 天为一个疗程。

温和灸阳陵泉

【取穴原理】 具有疏肝解郁、强健腰膝的功效。主治下肢痿痹、膝关节炎、小儿惊风、半身不遂。

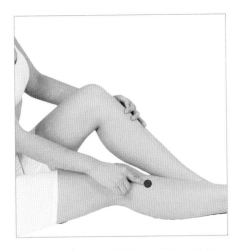

【定位】位于小腿外侧，当腓骨小头前下方的凹陷中。

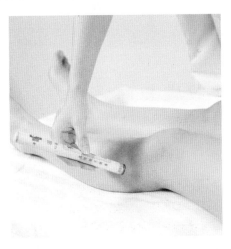

艾灸方法 点燃艾条，对准阳陵泉穴，距离皮肤 1.5 ~ 3 厘米处，温和施灸，每次 15 ~ 20 分钟。每日 1 次或 2 次，7 天为一个疗程。

踝关节扭伤，局部施灸效应显

有艾关怀，足下无忧
灸太溪、照海、昆仑、解溪穴

踝关节扭伤是指在外力作用下，关节骤然向一侧活动而超过其正常活动度时，引起关节周围软组织如关节囊、韧带、肌腱等发生撕裂损伤。常见症状有：踝部明显肿胀疼痛、不能着地、伤处有明显压痛、局部皮下瘀血。

温和灸太溪

【取穴原理】太溪穴可缓解踝关节肿痛，促进踝关节血液循环。

【定位】位于足内侧，内踝后方，当内踝尖与跟腱之间的凹陷处。

艾灸方法 用艾条温和灸太溪穴 5 ~ 10 分钟，每日 1 次，可改善各种肾虚引起的症状。

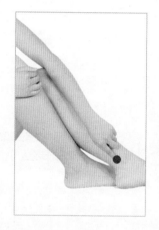
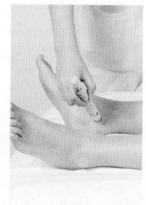

回旋灸照海

【取穴原理】照海穴有理气止痛、舒筋活络的作用，可缓解踝关节扭伤引起的疼痛。

【定位】位于足内侧，内踝尖下方凹陷处。

艾灸方法 点燃艾条，对准照海穴，距离皮肤 1.5 ~ 3 厘米处，回旋施灸，每次每穴 10 ~ 20 分钟。每日 1 次。

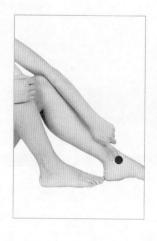
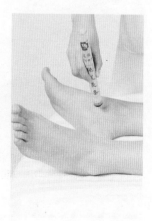

回旋灸昆仑

【取穴原理】 昆仑穴有安神清热、舒筋活络的作用，主治腰骶疼痛、外踝部红肿、足部生疮等问题。

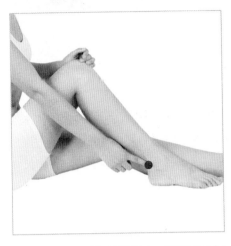

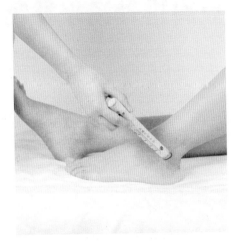

【定位】位于足部外踝后方，当外踝尖与跟腱之间的凹陷处。

艾灸方法 点燃艾条，对准昆仑穴，距离皮肤1.5～3厘米处，回旋施灸，每次每穴10～20分钟。每日1次。

雀啄灸解溪

【取穴原理】 艾灸解溪穴可治疗踝关节周围组织扭伤、膝股肿痛、脚转筋。

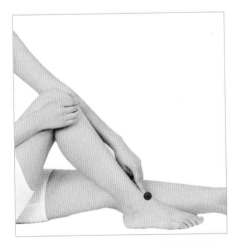

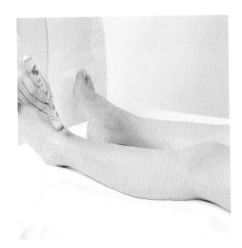

【定位】位于足背与小腿交界处的横纹中央凹陷中，当拇长伸肌腱与趾长伸肌腱之间。

艾灸方法 点燃艾条，对准解溪穴，距离皮肤1.5～3厘米处，像鸟雀啄食一样上下施灸，每次15～20分钟。

骨质疏松，
豆腐排骨汤来补钙

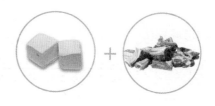

经典案例

　　吴芳 30 多岁，前不久在浴室不小心跌倒，一下骨折了。后来痊愈去医院复查时，医生说她患有轻微的骨质疏松，骨质疏松不是中老年人才得的病症吗，吴芳百思不得其解。医生告诉吴芳，骨质疏松一般以中老年人和绝经后的女性居多，但现在有年轻化的趋势，与年轻人不健康的生活、饮食习惯密不可分，如抽烟、喝酒、熬夜、缺乏锻炼、久坐不动等。此外，很少晒太阳容易造成体内的维生素 D 含量偏低，导致骨骼严重缺乏钙而逐渐软化。出现骨质疏松的症状后，合理的膳食调养能帮助患者改善症状。医生介绍了一道有效的民间方子豆腐排骨汤给吴芳，让她回去经常煮着吃。另外，医生还嘱咐吴芳，要多出去晒晒太阳，补充维生素 D。选择合适的锻炼方式，加强身体素质。注意合理搭配饮食，多吃牛奶、鸡蛋、豆制品等。家里要做好防滑措施，室内要有足够的照明。

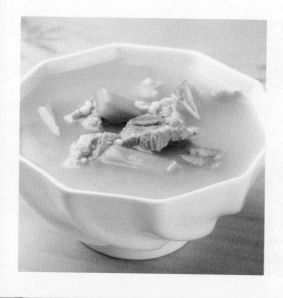

豆腐排骨汤

功效：可强骨补钙，对缺钙型骨质疏松有效。

做法：准备排骨汤 300 毫升，豆腐 100 克，苦瓜 15 克，鸡蛋 1 个，葱少许，盐、食用油各适量。将鸡蛋加水和油蒸熟。将排骨汤、苦瓜煮沸后加入蒸蛋、豆腐，放葱、盐即可食用。

痔疮，
那些年的难言之隐

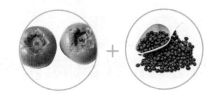

经典案例

　　小丁是上班族中的一员，每天朝九晚五，很少活动，午餐都是叫外卖，而且她还特别喜欢吃辣。时间久了，她发现每次上厕所都感觉肛门周围有轻微的胀痛，而且肛门处有东西突出来，大便时还出血。通过查询，才知道自己得了痔疮。医生告诉小丁，痔疮主要是胃肠燥热，湿热下注，瘀血积聚不得以散发的结果，办公族是痔疮的高发人群，这与不良的饮食习惯和生活习惯有关。如果改变饮食结构，保持大便通畅，辅以适度锻炼，并通过一些老偏方，便可彻底摆脱痔疮。医生给晓晓推荐了一道柿子黑豆饮，治疗痔疮出血很有效。另外，建议小丁平时要多吃水果、蔬菜等含膳食纤维的食品，多喝水，忌食辛辣、肥腻、煎炒、熏烤之品及发物。工作时注意不要久坐，适当走动一下。加强身体锻炼，有意识地做一些提肛运动。不要久忍大便，养成每天排便的习惯。

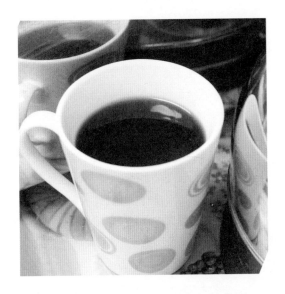

柿子黑豆饮

功效： 柿子补虚健胃，黑小豆消肿下气、活血利水，此方清热止血，可用于治疗痔疮。

做法： 准备新鲜柿子 100 克，黑小豆 30 克，盐适量。将柿子洗净切成柿丁，同黑小豆加入水、盐煎 20 分钟，取汁趁热饮用。

意外烫伤，
冷敷冰水消肿止痛

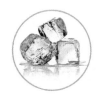

经典案例

今天家里有客人，老夏在厨房里有条不紊地忙着，可能是灶台上堆的食材和碗碟太多了，她在揭开锅盖的一瞬间，突然"呀"的一声，被水蒸气烫到手指了，手指立马变得红肿、火辣辣的。我连忙从冰箱里拿出备用的冰水，将一块干毛巾浸到冰水中，然后敷在老夏烫伤的手指上。只一会儿，手指就没有那么疼了，也没见起泡。老夏说还挺有效的，我告诉她，烫伤后要立即用冰水冷敷才有效果，可起到降温、减轻余热损伤、减轻肿胀、止痛、防止起泡的作用。每天敷半个小时，坚持 2～3 天，就可全好了。除了冷敷，治烫伤还有一个最为简单有效的方法，那就是用大量的流水持续冲洗降温，持续大约 20 分钟，让患处温度与周边正常皮肤温度一致。在冲洗的过程中应该注意流水冲力不应过大，要尽量保存烫伤后水泡的完整性。

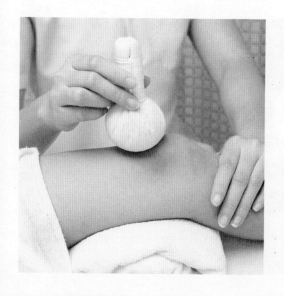

冰敷

功效：此法可促使局部血管收缩，控制小血管的出血和减轻张力较大肿块的疼痛，达到消肿止痛之功效。

做法：准备冰水适量。将冰水浸透毛巾，将毛巾敷在烫伤的部位，至少敷半个小时。期间经常观察皮肤变化，如果发现皮肤苍白、青紫、麻木感应，表示静脉血淤积，应停止冷敷，否则会造成冻伤。

PART 7 夫妻：家是船爱是帆，夫妻健康达彼岸

>> 近年来我们不时能看到夫妻保健的标语，可见对于两性健康的重视越来越多。从曾经的谈"性"色变，到如今积极主动关注两性健康，人们的思想在发生着翻天覆地的改变。两性疾病不仅包括人们忌讳的性传播疾病，更多的是妇科、孕产期及泌尿生殖系统等带有第二性征的妇科病、男科病。夫妻中任何一方出现疾病，都会影响到家庭的日常生活。夫妻携手，共同关爱两性健康，家庭生活将更加幸福美满。

男人 遗精 不要忽视

滋阴祛火，益肾固精
灸肾俞、命门、关元、三阴交穴

遗精是一种不因性交而精液自行排出的生理现象。在梦境中的遗精称为梦遗，无梦而自遗者名滑精。遗精1～2周一次到4～5周一次，都属于正常，如果一周内有几次或一夜几次遗精就属于病理现象，要及时诊治。遗精多由肾虚不固、心肾不交或湿热下注导致。

回旋灸肾俞

【取穴原理】肾俞穴有益肾助阳、利水强腰的功效，主治遗精、阳痿、月经不调、小便不利等症。

【定位】位于腰部，当第二腰椎棘突下，旁开1.5寸。

艾灸方法 点燃艾条，对准肾俞穴，距离皮肤1.5～3厘米处，回旋施灸，每次灸10～15分钟。

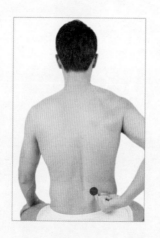 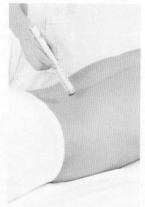

回旋灸命门

【取穴原理】具有补肾壮阳的功效。主治遗尿、尿频、赤白带下、胎屡坠、腰痛、脊强反折、手足逆冷。

【定位】位于腰部，当后正中线上，第二腰椎棘突下凹陷中。

艾灸方法 点燃艾条，对准命门穴，距离皮肤1.5～3厘米处，回旋施灸，每次灸10～15分钟。

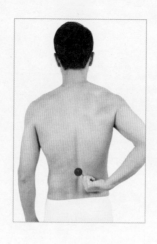 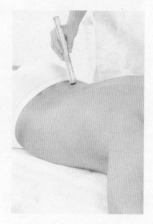

温灸盒灸关元

【取穴原理】 关元有益肾助阳、强腰利水的功效，是治疗遗精很好的配穴。

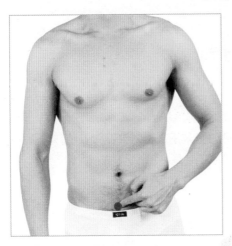

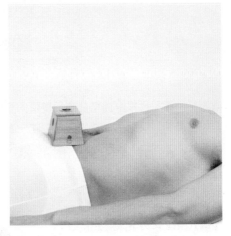

【定位】位于下腹部，前正中线上，当脐中下3寸。

艾灸方法 将温灸盒放置在关元穴上，点燃艾条，将艾条放置在铁纱网上，盖上盖子进行艾灸，每次灸10～20分钟，每日或隔日灸1次。

温和灸三阴交

【取穴原理】 三阴交穴具有温肾壮阳、益气补中作用，可用以治疗遗精、阳痿、月经不调、崩漏、带下等症。

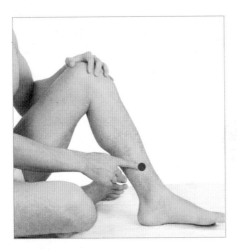

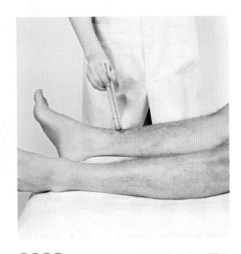

【定位】位于小腿内侧，当足内踝尖上3寸，胫骨内侧缘后方。

艾灸方法 点燃艾条，对准三阴交穴，距离皮肤1.5～3厘米处，温和施灸，每次灸10～15分钟。

早泄，用艾灸把住"精关"

调补肾气

灸关元、腰阳关、肾俞、三阴交穴

早泄是指性交过程中过早射精的现象，导致早泄发生有心理和生理两部分原因。中医认为，该病主要原因是肾亏，固摄失职，不能制于精，或阴虚相火妄动，内扰于精室。在相关部位进行艾灸，可以滋养肾气，更好地调节生殖系统，祛除男性难言之隐。

温盒灸关元

【取穴原理】关元有益肾助阳、强腰利水的功效，是治疗阳痿、遗精很好的配穴。

【定位】位于下腹部，前正中线上，当脐中下3寸。

艾灸方法 将温灸盒放置在关元穴上，点燃艾条，将艾条放置在铁纱网上，盖上盖子进行艾灸，每次灸10～20分钟，每日或隔日灸1次。

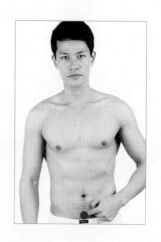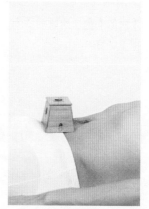

回旋灸腰阳关

【取穴原理】具有除湿降浊、强健腰膝的功效。主治坐骨神经痛、腰腿痛、下肢痿痹。

【定位】位于腰部，当后正中线上，第四腰椎棘突下凹陷中。

艾灸方法 取俯卧位。点燃艾条，对准腰阳关穴，距离皮肤1.5～3厘米处，回旋施灸，每次灸10～15分钟。

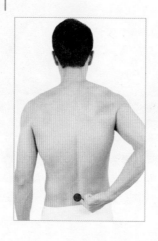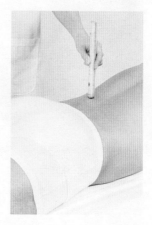

回旋灸肾俞

【取穴原理】 肾俞穴有补益脑髓、强壮腰肾的功效，艾灸该穴可以调治肾虚引起的目眩、视物不清等假性近视症状。

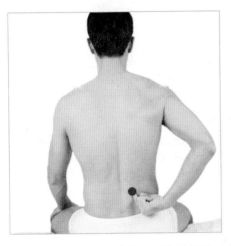

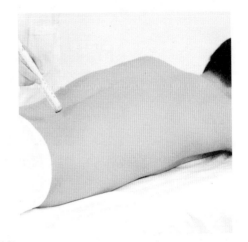

【定位】位于腰部，当第二腰椎棘突下，旁开 1.5 寸。

艾灸方法 取俯卧位。点燃艾条，对准腰肾俞穴，距离皮肤 1.5 ~ 3 厘米处，回旋施灸，每次灸 10 ~ 15 分钟。

雀啄灸三阴交

【取穴原理】 三阴交穴具有温肾壮阳、益气补中作用，可用以治疗遗精、阳痿、月经不调、崩漏、带下等症。

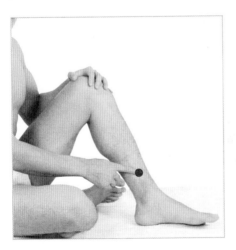

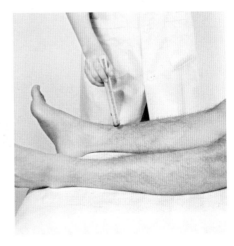

【定位】位于小腿内侧，当足内踝尖上 3 寸，胫骨内侧缘后方。

艾灸方法 点燃艾条，对准三阴交穴，距离皮肤 1.5 ~ 3 厘米处，像鸟雀啄食一样上下施灸，每次 15 ~ 20 分钟。

赶走 **阳痿**，找回男人自信

补肾壮阳，让男人恢复自信
灸肾俞、命门、关元、中极穴

阳痿是最常见的男子性功能障碍性疾病，是指男性在性生活时，阴茎不能勃起或勃起不坚或坚而不久，不能完成正常性生活，或阴茎根本无法插入阴道进行性交的一种疾病。中医认为，治疗阳痿主要方式是益气补肾，激发、振奋机体元阳之气，祛除下身湿热。

| 回旋灸肾俞 |

【取穴原理】肾俞有益肾助阳、利水强腰的功效，主治阳痿、遗精、月经不调、小便不利等。

【定位】位于腰部，当第二腰椎棘突下，旁开1.5寸。

艾灸方法 点燃艾条，对准肾俞穴，距离皮肤1.5～3厘米处，温和施灸，每次灸15～20分钟。

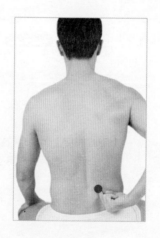
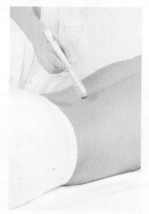

| 雀啄灸命门 |

【取穴原理】具有补肾壮阳的功效。主治遗尿、尿频、赤白带下、胎屡坠、腰痛、脊强反折、手足逆冷。

【定位】位于腰部，当后正中线上，第二腰椎棘突下凹陷中。

艾灸方法 点燃艾条，对准命门穴，距离皮肤1.5～3厘米处，像鸟雀啄食一样上下施灸，每次15～20分钟。

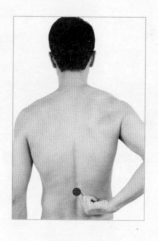
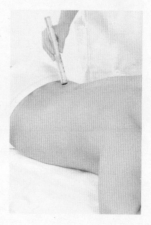

温盒灸关元

【取穴原理】 关元穴可补肾壮阳，改善肾虚引起的小便滴沥不尽、尿痛等症状。

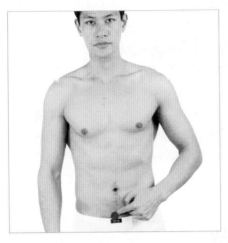

【定位】位于下腹部，前正中线上，当脐中下3寸。

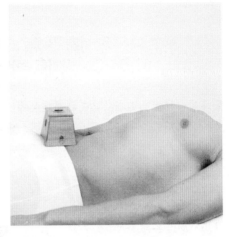

艾灸方法 将温灸盒放置在关元穴上，点燃艾条，将艾条放置在铁纱网上，盖上盖子进行艾灸，每次灸10～20分钟，每日或隔日灸1次。

温盒灸中极

【取穴原理】 中极穴有益肾通经的作用，主治遗精、早泄、尿频、前列腺炎等症。

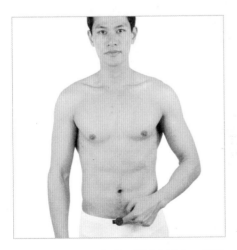

【定位】位于下腹部，前正中线上，当脐中下4寸。

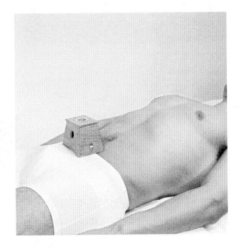

艾灸方法 将温灸盒放置在中极穴上，点燃艾条，将艾条放置在铁纱网上，盖上盖子进行艾灸，每次灸10～20分钟，每日或隔日灸1次。

前列腺炎 及早治，让小便通畅无阻

清下焦，保男性健康
灸曲骨、关元、肾俞穴、气海穴

前列腺炎是指前列腺特异性和非特异性感染所致的急慢性炎症。慢性前列腺炎多表现为头昏乏力、易疲劳，腰酸，小便白浊、尿末滴白、尿线分叉无力，小便滴沥不尽，会阴、腹股沟、小腹等处酸胀疼痛等不适感觉。中医认为，前列腺炎是由肾虚、湿热下注导致的。

┃温盒灸曲骨┃

【取穴原理】与前列腺相关的病症在治疗时，主要在于养真元、温肾阳。曲骨穴主治小便淋漓，是生殖系统保健的特效穴位。

【定位】位于下腹部，当前正中线上，耻骨联合上缘的中点处。

艾灸方法 将温灸盒放置在曲骨穴上，点燃艾条，将艾条放置在铁纱网上，盖上盖子进行艾灸，每次灸 10 ~ 20 分钟。

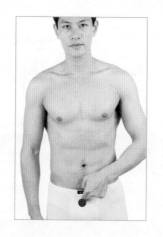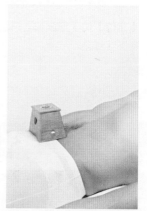

┃温盒灸关元┃

【取穴原理】关元有益肾助阳的功效，是很好的配穴。

【定位】位于下腹部，前正中线上，当脐中下 3 寸。

艾灸方法 将温灸盒放置在关元穴上，点燃艾条，将艾条放置在铁纱网上，盖上盖子进行艾灸，每次灸 10 ~ 20 分钟，每日或隔日灸 1 次。

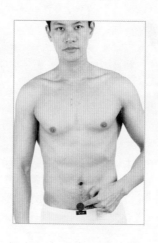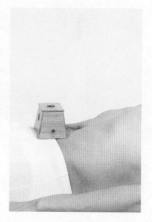

啄雀灸肾俞

【取穴原理】肾俞有强腰利水的功效。

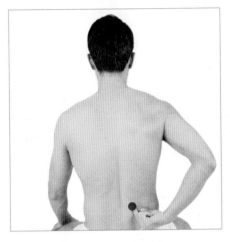

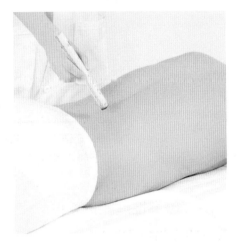

【定位】位于腰部，当第二腰椎棘突下，旁开 1.5 寸。

艾灸方法 点燃艾条，对准肾俞穴，距离皮肤 1.5 ~ 3 厘米处，像鸟雀啄食一样上下施灸，每次 15 ~ 20 分钟。

温盒灸气海

【取穴原理】具有益气助阳、调经固经的功效。主治四肢无力、大便不通、遗尿、下腹疼痛。

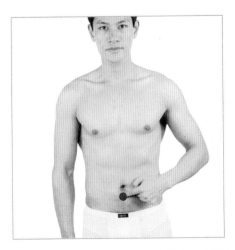

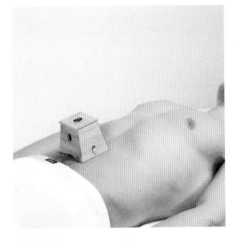

【定位】位于下腹部，前正中线上，当脐中下 1.5 寸。

艾灸方法 将温灸盒放置在气海穴上，点燃艾条，将艾条放置在铁纱网上，盖上盖子进行艾灸，每次灸 10 ~ 20 分钟，每日或隔日灸 1 次。

痛经，青春期少女的"定时炸弹"

痛经是妇科常见病，指妇女在经期及其前后，出现小腹或腰部疼痛，甚至痛及腰骶的病症。随月经周期而发，严重者可作恶心呕吐、冷汗淋漓、手足厥冷等，影响生活及工作。中医认为，痛经是由气滞血瘀、寒湿凝滞、身体虚弱等引起的。

痛经的诊断

1. 原发性痛经的诊断

①初潮后 1 ~ 2 年内发病；②在出现经血时或在此之前几个小时开始痛，疼痛持续时间不超过 48 ~ 72 小时；③疼痛性质属痉挛性或类似分娩产痛；④妇科双合诊或肛诊阴性，可得出原发性痛经的诊断。

2. 继发性痛经的诊断

①有反复盆腔炎症发作史、月经周期不规则、月经过多、放置宫腔节育器、不育等病史有助于继发性痛经的诊断；②通过双合诊及三合诊，可发现一些导致痛经的病因，如子宫畸形、子宫肌瘤、卵巢肿瘤、盆腔炎性肿块等。

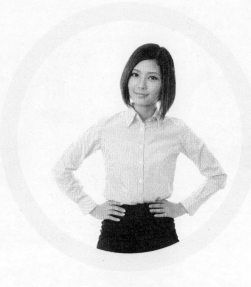

拔罐方法 留罐法

取穴 关元、肾俞、次髎

操作步骤

治疗时间选取在患者经期前 2 ~ 3 日或者来月经时→采用闪火法将火罐吸拔在上述穴位上，留罐 15 ~ 20 分钟。

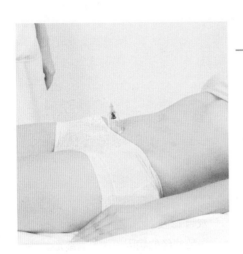 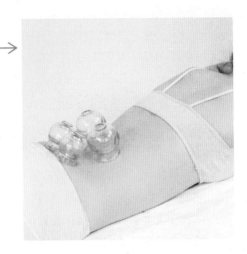

对症食材

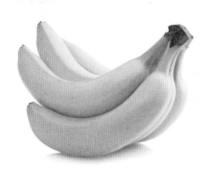

香蕉 **性味：**
味甘，性凉。
功效： 养阴润燥，清热解毒。

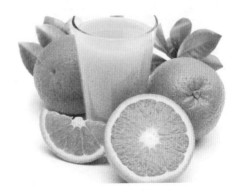

橘子 **性味：**
味甘、酸，性平。
功效： 生津止渴、理气健胃、燥湿化痰、下气止喘、散结止痛。

月经不调，育龄妇女的通病

调和气血靠艾灸
灸关元、血海、天枢、三阴交穴

月经不调通常指月经周期、经量、经色、经质所发生的病理变化，其中包括经期提前、经期延后、月经先后无定期，以及经期延长、崩漏、闭经、经量过多、经色紫黑等诸多病症。月经不调多由经期感受寒湿、过食辛辣寒凉、郁怒忧思等因素导致内脏功能失调引起的。

隔姜灸关元

【取穴原理】经血从胞宫而出，受冲、任二脉所管，所以可取任脉关元穴，调整阴血源头。

【定位】位于下腹部，前正中线上，当脐中下 3 寸。

艾灸方法 将老姜切成 0.3 厘米厚的薄片，在姜上扎小孔。把姜放在关元穴上，将艾炷放置姜上，点燃艾炷，每次灸 5 ~ 10 分钟，每日 1 次。

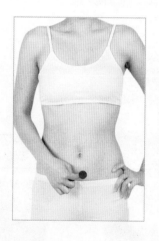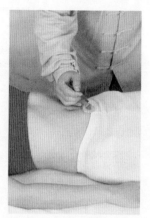

回旋灸血海

【取穴原理】月经不调的主要原因是气血不调，血海穴有调经统血、健脾化湿的功效。

【定位】屈膝，位于大腿内侧，髌底内侧端上 2 寸，当股四头肌内侧头的隆起处。

艾灸方法 点燃艾条，对准血海穴，距离皮肤 1.5 ~ 3 厘米处，回旋施灸，每次灸 15 ~ 20 分钟。

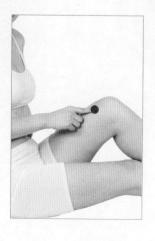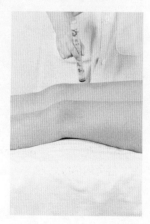

回旋灸涌泉

【取穴原理】 涌泉穴能强化肾脏功能，防治月经不调、更年期障碍等，对神经衰弱、精力减退等也有一定的疗效。

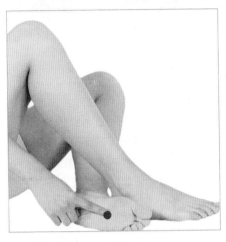

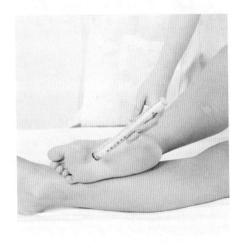

【定位】位于足底部，蜷足时足前部凹陷处，约当足底二、三趾趾缝纹头端与足跟连线的前三分之一与后三分之二交点上。

艾灸方法 取仰卧位和坐位。点燃艾条，对准涌泉穴，距离皮肤 1.5 ~ 3 厘米处，回旋施灸，每次灸 15 ~ 20 分钟。

雀啄灸三阴交

【取穴原理】 三阴交穴有健脾益胃、调肝补肾、调理经带的作用，主治月经过多、更年期综合征等问题。

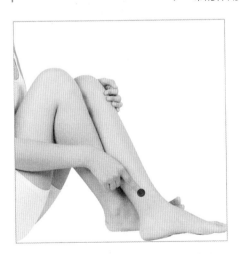

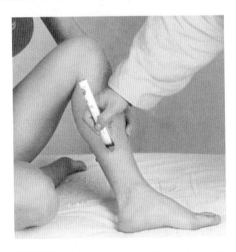

【定位】位于小腿内侧，当足内踝尖上 3 寸，胫骨内侧缘后方。

艾灸方法 点燃艾条，对准三阴交穴，距离皮肤 1.5 ~ 3 厘米处，温和施灸，每次灸 3 ~ 15 分钟。

闭经 不用慌，
吃柏子仁丹参方

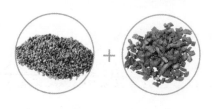

经典案例

　　林女士进来的时候，神疲倦怠，脸色苍白。她说连续 3 个月没来月经了，去医院检查也没怀孕，白天总打不起精神，老想睡觉，有时会感觉胸胁胀痛，痰有点多，大便稀薄。医生给她把了脉，她的脉象沉滑无力，又发现她的舌体胖大、苔白腻，判断她是脾肾阳虚、痰湿中阻导致闭经。为了打消林女士的担心，医生告诉不要有心理负担，这样病就好了一半，然后吃一些药膳方来调养身体，就可治疗闭经。医生给她推荐了柏子仁丹参方，对治疗脾肾阳虚、痰湿中阻引起的闭经疗效显著。又叮嘱她加强日常饮食营养，多吃一些富含高蛋白、高维生素、补血的食物，如蛋类、乳类、豆类及其制品、瘦肉、新鲜绿叶蔬菜、水果等，不要吃生冷、滑腻、寒凉、黏滞的食物，如冷饮、肥肉、海带、腌制品等。

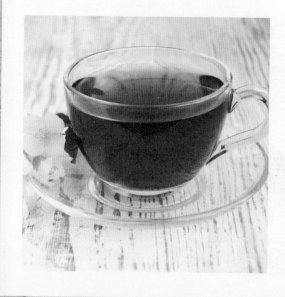

柏子仁丹参方

功效：此方补肾、宁心、调宫，可治疗闭经。

做法：准备柏子仁、丹参、熟地、川续断、泽兰叶、川牛膝、炒当归、赤白芍、山楂各 10 克，茺蔚子、生茜草各 15 克，炙鳖甲（先煎）9 克。将以上药材用水泡 30 分钟，煎汁服用。

盆腔炎，
中药活血化瘀轻松治

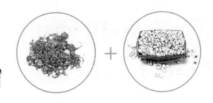

 经典案例

　　吴小姐自从生完孩子后就得了盆腔炎，累了或同房稍频的时候就会感觉两边小腹疼痛，有时候走路都会疼，经过几个星期的治疗，没有疼痛感了，但是后面又犯了几次，反复发作的烦恼让她痛苦不堪，于是决定通过中医的方式来调理身子。经过诊察，发现吴小姐舌质上有瘀点、舌苔白腻、脉象沉迟，属于寒湿瘀滞型盆腔炎，于是医生给她推荐了复方红藤煎，这个方子已经过多年验证，对治疗盆腔炎有良好的效果。另外，医生还叮嘱她平时要做好自我护理工作。做好阴道清洁卫生，尤其注意经期卫生，勤换洗内裤，保持私密处的清洁、干燥。不宜经常穿紧身内裤或紧身牛仔裤，内裤最好选择透气的棉质内裤，不宜过小过紧。同房要适度，注意房事前后的清洁。平时注意清淡饮食，避免辛辣刺激、油腻的食物。做好小腹保暖工作，避免腰腹部受凉。避免久坐，要保持轻松愉快的心情。

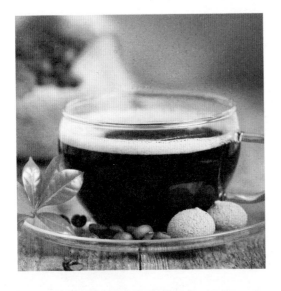

复方红藤煎

功效：本方疏肝理气、活血化瘀，为治愈盆腔炎的良方。

做法：准备蒲公英、薏米各30克，红藤、败酱草各20克，丹参、赤白芍、延胡、寄生各12克，广木香9克，土茯苓15克，山楂、五灵脂各10克。将以上药材用水浸泡半小时，大火煮开后转小火煮透。按以上材料和步骤制作两次，将两次的药汁混合服用。

子宫脱垂 别担心，艾灸帮你"升阳固脱"

调理气机，补肾固脱
灸子宫、百会、三阴交、气海穴

子宫脱垂也叫子宫下垂，指子宫从正常位置沿阴道下降，宫颈外口达坐骨棘水平以下，甚至子宫全部脱出于阴道口以外。子宫脱垂会有下坠感、腰酸背痛，重者累及膀胱、直肠，有尿频、小便不利或大便不顺之感。本病多由体力虚弱、中气下降、冲任不固、湿热下注引起。

┃温和灸子宫┃

【取穴原理】子宫穴有调经理气、升提下陷的作用，可以为女人摆脱烦恼，主治子宫脱垂、月经不调、盆腔炎、阑尾炎等。

【定位】位于下腹部，当脐中下4寸，中极旁开3寸。

艾灸方法 点燃艾条，对准子宫穴，距离皮肤1.5～3厘米处，温和施灸，每次灸15～20分钟。

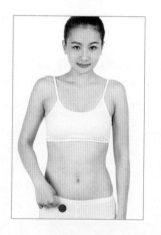
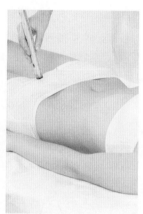

┃温和灸百会┃

【取穴原理】百会穴可使阳气上升、浊气下降，子宫下垂多属中气下陷、清阳不升所致，艾灸百会穴可用于治疗子宫脱垂。

【定位】位于头部，当前发际正中直上5寸，或两耳尖连线的中点处。

艾灸方法 点燃艾条，对准百会穴，距离皮肤1.5～3厘米处温和施灸，每次灸15～20分钟。

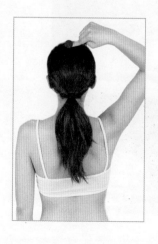
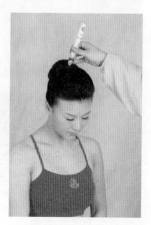

雀啄灸三阴交

【取穴原理】 三阴交具有保养子宫和卵巢的作用，对女性白带过多、子宫脱垂等病情的恢复有较好效果。

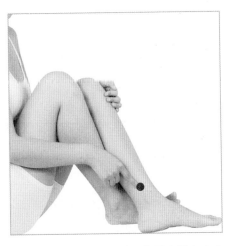

【定位】位于小腿内侧，当足内踝尖上3寸，胫骨内侧缘后方。

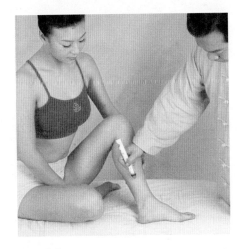

艾灸方法 取坐位。点燃艾条，对准三阴交穴，距离皮肤1.5～3厘米处，像鸟雀啄食一样上下施灸，每次15～20分钟。

回旋灸气海

【取穴原理】 气海穴有益气助阳、调理气机的作用，经常艾灸此穴，对中气下降引起的子宫脱垂有疗效。

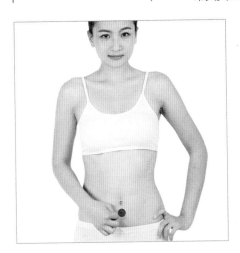

【定位】位于下腹部，前正中线上，当脐中下1.5寸。

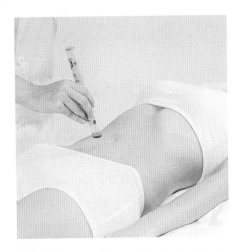

艾灸方法 取仰卧位和坐位。点燃艾条，对准气海穴，距离皮肤1.5～3厘米处，回旋施灸，每次灸15～20分钟。

远离白带异常，做个干净的女人

白带是指妇女阴道内白色或淡黄色分泌物。在青春期、月经期、妊娠期时，白带可能增多，这些都属正常现象。如果白带比平时增多，颜色异常，有特别的腥臭味，并且伴有阴部瘙痒的症状，则是带下病。

发病原因及其临床症状

1. 由滴虫性阴道炎引起的带下症状

黄白色泡沫状白带，有酸臭味，大多外阴瘙痒或刺痛，有爬虫感，白带多。做阴道检查时可发现阴道壁充血，有时可有红点，在显微镜下白带中可找到滴虫。

2. 由霉菌性阴道炎引起的带下症状

乳白色凝块状白带，有时外阴剧痒或刺痛，白带多。做阴道检查时可发现阴道壁上有一层白膜，不易擦去，擦去后可见阴道壁充血，在显微镜下白带中可找到霉菌。

3. 由慢性宫颈炎引起的带下症状

白带黏稠，黄脓样分泌物，有时有赤带。患者下腹部会胀痛不适，腰酸或无症状，做阴道检查时可发现患者宫颈有不同程度的糜烂或增生肥大，有小囊肿、息肉。

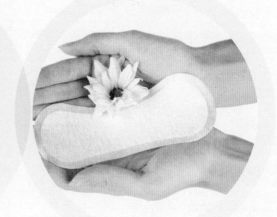

拔罐方法 刺络罐法

取穴 腰阳关、八髎

操作步骤

对穴位皮肤消毒→用三棱针迅速刺入穴中→出针后立即用闪火法将火罐吸拔在穴位上，留罐 10 ~ 15 分钟。

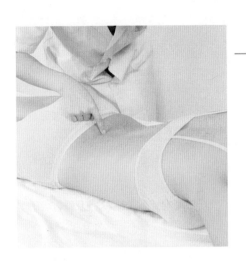 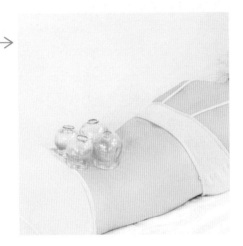

对症食材

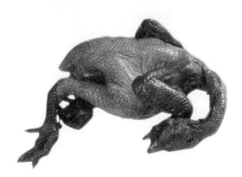

乌鸡 **性味：** 味甘，性平。

功效： 养阴退热，补肝益肾，健脾止泻。治虚劳骨蒸羸瘦、消渴、下痢口噤、崩中、带下。

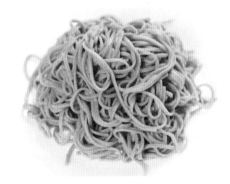

荞麦面 **性味：** 味酸；性寒。

功效： 消热肿风痛，除白浊白带、脾积止泻。

产后腹痛，多为气血运行不畅

调和气血止疼痛
灸关元、气海、血海、足三里穴

产妇在产褥期发生的与分娩或产褥有关的小腹疼痛称作产后腹痛。轻者不需要治疗，腹痛则可逐渐消失，少数疼痛剧烈或疼痛时间较长者要及时调治。中医认为，产后腹痛是因产后气血运行不畅、瘀滞不通或产后失血过多等导致。

温和灸关元

【取穴原理】关元穴有培肾固本、调气回阳的功效，艾灸此穴可调治月经不调、痛经、产后腹痛等女性疾病。

【定位】位于下腹部，前正中线上，当脐中下3寸。

艾灸方法 点燃艾条，对准关元穴，距离皮肤1.5～3厘米处，温和施灸，每次灸15～20分钟。

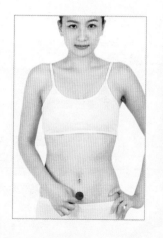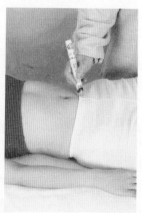

雀啄灸气海

【取穴原理】中医认为，产后腹痛主要原因是气滞血瘀，所以活血化瘀是关键。气海穴有很好的补气、活血化瘀功效。

【定位】位于下腹部，前正中线上，当脐中下1.5寸。

艾灸方法 点燃艾条，对准气海穴，距离皮肤1.5～3厘米处，像鸟雀啄食一样上下施灸，每次15～20分钟。

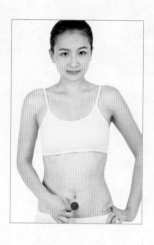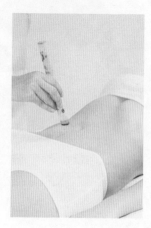

雀啄灸血海

【取穴原理】 具有健脾化湿、调经统血的功效。主治崩漏、痛经、湿疹、膝痛、月经不调。

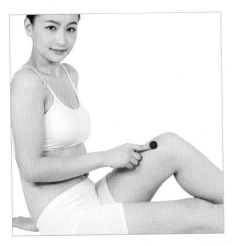

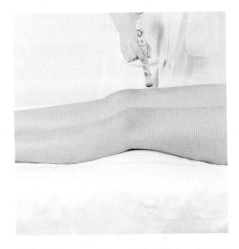

【定位】 屈膝，位于大腿内侧，髌底内侧端上2寸，当股四头肌内侧头的隆起处。

艾灸方法 点燃艾条，对准血海穴，距离皮肤1.5～3厘米处，像鸟雀啄食一样上下施灸，每次15～20分钟。

隔姜灸足三里

【取穴原理】 足三里穴是足阳明胃经合穴，可治内腑之疾，具有行气止痛的作用。对产后腹痛有很好的调理作用。

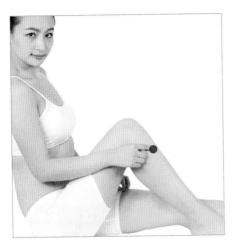

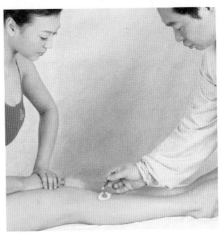

【定位】 位于小腿前外侧，当犊鼻下3寸，距胫骨前缘一横指（中指）。

艾灸方法 选择新鲜的老姜，切成0.3厘米厚的薄片，在姜上扎小孔。把姜放在足三里穴上，将艾炷放置姜上，点燃艾炷，每次灸15～20分钟，每日1次。

产后便秘，艾灸帮你调节胃肠功能

调和气血，润肠通便
灸大横、照海、足三里、三阴交穴

产妇产后饮食如平常，但大便数日不下或排便时干燥疼痛，难以解出，称为产后便秘，是最常见的产后病之一。中医认为，该病是由血虚肠燥、阴虚火旺、气血两虚引起的，在相关穴位艾灸可以提升人体阳气、调和气血、调节胃肠功能。

隔姜灸大横穴

【取穴原理】大横穴有调理肠胃、温中驱寒的功效，主治腹泻、便秘、腹胀、腹痛等症。

【定位】位于腹中部，距脐中4寸。

艾灸方法 将老姜切成0.3厘米厚的薄片，在姜上扎小孔。把姜放在大横穴上，将艾炷放置姜上，点燃艾炷，每次灸15～20分钟，每日1次。

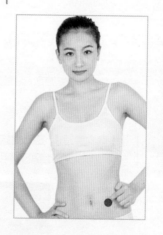
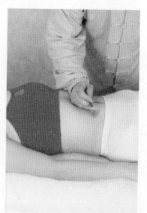

回旋灸照海

【取穴原理】便秘以干硬结块为主要症状，可灸照海穴。此类情况通常是阴虚所致。照海有滋阴清热的功效，治疗效果佳。

【定位】位于足内侧，内踝尖下方凹陷处。

艾灸方法 取坐位。点燃艾条，对准照海穴，距离皮肤1.5～3厘米处，温和施灸，每次灸15～20分钟。

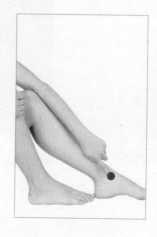
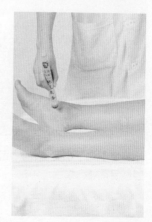

雀啄灸足三里

【取穴原理】 足三里被誉为"天然营养补品"，有健脾健胃、通经活络之效，对便秘、腹胀、腹泻等有很好的调理作用。

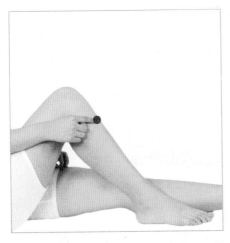

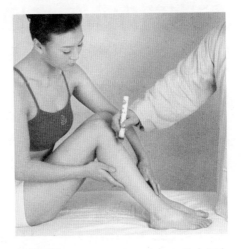

【定位】位于小腿前外侧，当犊鼻下3寸，距胫骨前缘一横指（中指）。

艾灸方法 点燃艾条，对准足三里穴，距离皮肤1.5～3厘米处，像鸟雀啄食一样上下施灸，每次15～20分钟。

雀啄灸三阴交

【取穴原理】 三阴交具有健脾益气、调补肝肾之效，应用极为广泛，尤适用于女性便秘患者。

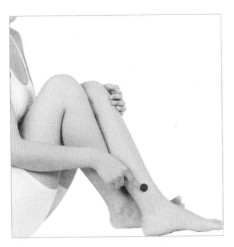

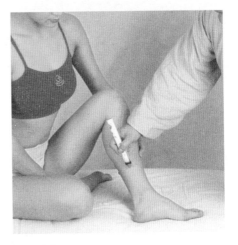

【定位】位于小腿内侧，当足内踝尖上3寸，胫骨内侧缘后方。

艾灸方法 点燃艾条，对准三阴交穴，距离皮肤1.5～3厘米处，像鸟雀啄食一样上下施灸，每次15～20分钟。

产后小便异常，
按摩助你小便畅通

产后小便异常是指女性在生产后出现小便不利、尿频、小便失禁的现象，通常还伴有小腹急胀疼痛的感觉。中医认为，产后小便异常主要是由于肺肾气虚、膀胱气化不利、膀胱失约等造成的，与肾功能有一定关系。

取穴

按揉方法

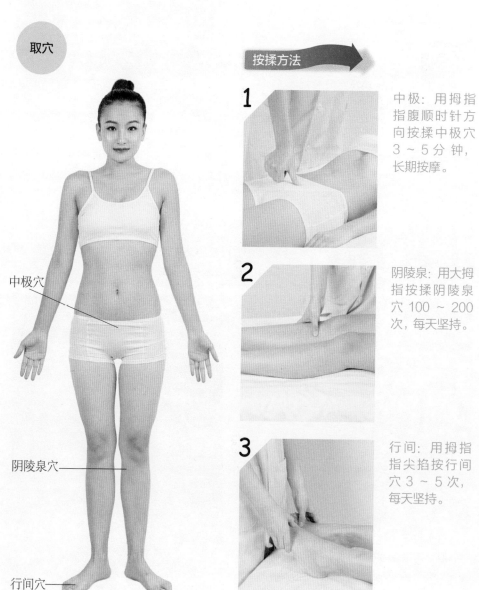

中极穴

阴陵泉穴

行间穴

1 中极：用拇指指腹顺时针方向按揉中极穴3～5分钟，长期按摩。

2 阴陵泉：用大拇指按揉阴陵泉穴100～200次，每天坚持。

3 行间：用拇指指尖掐按行间穴3～5次，每天坚持。

乳腺增生，
多是肝气郁结所致

乳腺增生又叫乳腺结构不良症，主要症状为乳房疼痛肿胀，并出现肿块，乳头溢液，患者易心烦易怒、月经失调等。乳腺增生由内分泌失调所引起，特点在于乳腺组成成分的增生，在结构、数量及组织形态上表现出异常。中医认为肝脾受损容易诱发乳腺增生。

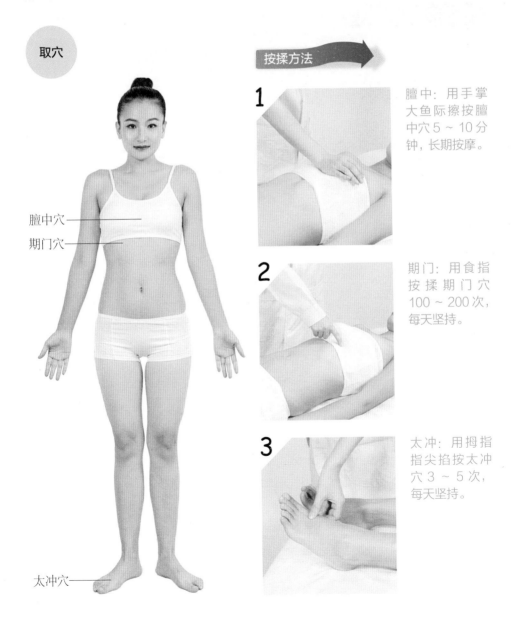

取穴

膻中穴———
期门穴———

太冲穴———

按揉方法

1 膻中：用手掌大鱼际擦按膻中穴5～10分钟，长期按摩。

2 期门：用食指按揉期门穴100～200次，每天坚持。

3 太冲：用拇指指尖掐按太冲穴3～5次，每天坚持。

乳腺炎，产后女人的多发病

乳腺炎是由细菌感染所致的急性乳房炎症，常在短期内形成脓肿，多由金葡球菌或链球菌沿淋巴管入侵所致。该病多见于产后 2 ~ 6 周哺乳期妇女，尤其是初产妇。病菌一般从乳头破口或皲裂处侵入，也可直接侵入引起感染。

发病原因及其临床症状

1. 患侧乳房疼痛，炎症部位红肿、变硬、压痛，以后形成脓肿。脓肿常位于乳晕下、乳管内、乳腺内或乳腺后，深部脓肿波动不显著。

2. 局部红、肿、热痛，触及痛性硬块，脓肿形成后可有波动感。

3. 同侧腋窝淋巴结肿大，常在数天内化脓、有压痛感。

4. 可有寒战、高热、倦怠及食欲不佳等症状。血白细胞增多。大多数有乳头损伤、皲裂或积乳病史。

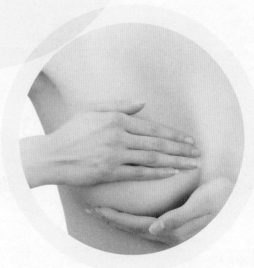

拔罐方法 留罐法

取穴 天宗、肩井、屋翳、乳根

操作步骤

常规消毒穴位皮肤→用闪火法将罐吸拔在穴位上→留罐15分钟。每日1次，每次1组穴，交替使用。

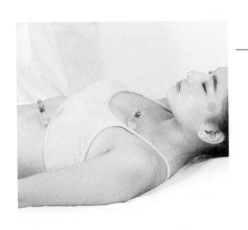
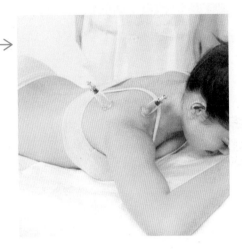

对症食材

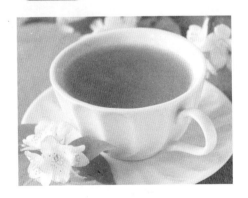

花茶 **性味：**
味甘，性凉。
功效： 宁心安神，疏肝理气，润肠通便，化痰止渴。

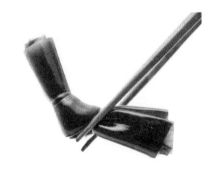

海带 **性味：**
味咸，性寒。
功效： 消痰软坚，泄热利水，止咳平喘，祛脂降压，散结。

核桃莲子猪骨粥巧治
更年期综合征

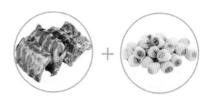

经典案例

何女士今年49岁，退休在家，最近她觉得身体不舒服，月经迟了好久，身体发热出汗，胃不舒服，情绪也变得不稳定起来，整个人变得急躁易怒，看什么都不顺眼。去医院检查，诊断结果为更年期综合征，医生开了些药，吃了效果却不是很明显。医生告诉何女士，女性更年期综合征是因为女性在绝经前后，肾气渐渐衰竭、冲任亏虚、精血不足等原因带来一系列生理变化。医生给何女士做了检查，她的脉象比较细数、舌头发红、舌苔较少，结合她反映的有时耳朵会嗡嗡作响，脸上不时会发热，腰膝酸痛，皮肤总感觉很干燥，有轻微的失眠，记性也比以前差等，判断她是肾阴虚症状。医生给何女士推荐了核桃莲子猪骨粥，可补肾益气，正好对症。还叮嘱何女士要调整好心态，多做自己喜欢的事。保持合理营养的饮食，保证足够的睡眠时间等。

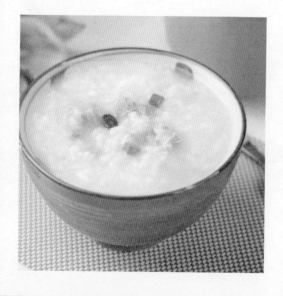

核桃莲子猪骨粥

功效：此方有养心安神、养气补肾、增强活力等功效，可缓解更年期带来的不适。

做法：准备核桃10颗，莲子50克，猪骨500克，胡萝卜100克，盐适量。将猪骨焯水捞起，再将所有材料加入适量清水，用大火煮开后转小火煲一个半小时，加盐调味即可食用。

PART 8 小儿：父母用双手，守护孩子健康

>> 如果你已经为人父母，肯定知道养孩子有多不容易，感冒发烧闹肚子，那简直太常见了。其实孩子得了这些常见的小病，不用总往医院跑。对于这些小儿常见病，我们可以选择一些饮食疗法或中医外治法来缓解。很多人有误解，以为看中医就是吃中药，其实中国传统医学的内涵要丰富得多。在悠久的历史中，它以阴阳五行、气血津液、五脏六腑等理论为基础，发展出了一整套中医传统疗法，从药疗到食疗，从推拿到针灸，建立起了一个庞大而又完善的系统。大家只要学会一些管用的小妙招，用食疗、外洗、推拿等方法，就可以安全有效地帮孩子祛除病邪。

用双手给孩子治病——小儿推拿基本手法

简单地说，小儿推拿手法可以归纳为一推、二拿、三揉、四按、五运、六摩、七捏、八掐八种手法。

一、推

推法是以拇指或食指、中指两指指腹在体表某部位或穴位上沿一定方向移动的一种方法。推法又分为直推、拇指分推、多指掌分推、旋推四种，前两种比较常用。

直推是用拇指或食指、中指两指指腹沿直线向前推动；拇指分推法是用两手拇指为主要着力指，对称地放在选定部位，然后双手拇指自中点向左右两侧分别推动；多指掌分推是以两手多指或两手掌对称地放在选定的部位上，用力向两侧推。旋推是以右手拇指指腹放在一定部位上，进行圆弧形或环形推动。推法广泛应用于小儿感冒、发热、腹泻、腹痛、消化不良、遗尿等疾病的辅助治疗中。

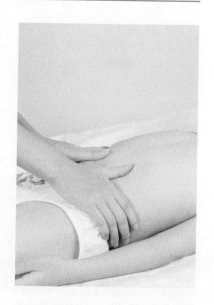

二、拿

用拇指与多指或多指与掌根在一定部位上对捏，相对用力捏住提起的过程，称为拿法。拿法可以分为指拿、握拿、弹筋拿。

指拿法是用拇指与多指在一定穴位上相对用力捏住提起的过程，该法多在穴位或部位较小之处操作；握拿法是用多指与掌根在一定部位上相对用力捏住提起的过程，该法多用于四肢、肩背部肌肉丰满的部位；弹筋拿法是用拇指与食指、中指两指拿定选用部位后，将指端嵌入肌肉和肌腱的边缘，适度用力拨动的过程，该法多用于肌筋或韧带处。拿法在临床上常用来治疗小儿感冒、惊风、腹泻、发热、斜颈等疾病的辅助治疗中。

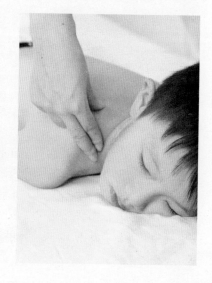

三、揉

用指腹、掌面紧贴小儿肌体某一部位做带动皮下肌肉的回旋揉动，称揉法。揉法又分为拇指揉、多指揉、鱼际揉、掌根揉几种。

拇指揉是用拇指指腹紧贴小儿肌表某一部位或穴位做旋转揉动动作，多指揉法是用多指指腹紧贴于小儿肌表某一部位或穴位进行回旋揉动；鱼际揉法是用大鱼际或小鱼际按于小儿肌体某一部位做旋转揉动的动作；掌根揉法是用掌根部按于小儿肌肤某一部位上做带动皮下肌肉的旋转揉动的动作。

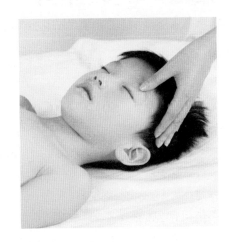

四、按

用拇指指腹或手掌在孩子身体某一部位或穴位上逐渐用力向下垂直按压，且停留一定时间，称按法。按法分为指按和掌按两种。

指按法是用拇指指腹在穴位上施加适当的压力的方法，以力度稍大且持久为宜；掌按法是用手掌着力于肌肤表面进行垂直向下按压的方法，一般适用于面积较大的部位，如腰背部、腹部等。按法在临床上常用于治疗小儿发热、感冒、腹痛、腹泻、疳积、遗尿等疾病的辅助治疗中。

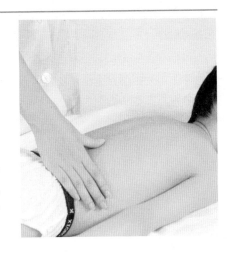

五、运

运法是用拇指或中指指腹在一定部位上做弧形或环形推动的一种操作方法，大致可分为拇指运法和中指运法两种。

拇指运法是用拇指指腹在小儿肌体的一定部位上做环形推动的方法；中指运法是用中指指腹在一定穴位上做弧形或环形推动的方法。运法在临床上常用来治疗小儿呕吐、腹泻、消化不良、便秘、发热、喘咳、水肿等疾病的辅助治疗中。

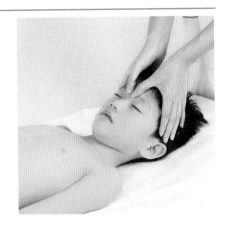

将指腹或手掌面附着于小儿肌体的一定部位上，以腕关节连同前臂沿顺时针或逆时针方向做环形移动摩擦，称摩法。摩法分为指摩法与掌摩法。

指摩法是用食、中、无名指指腹附着于一定的部位上，连同掌指做节律性的环形移动；掌摩法是用手掌掌面附着于一定的部位上进行环形移动。该法在临床上常用来治疗小儿腹痛、呕吐、食积、支气管炎、哮喘、痢疾以及小儿外伤所致的局部疼痛等疾病的辅助治疗中。

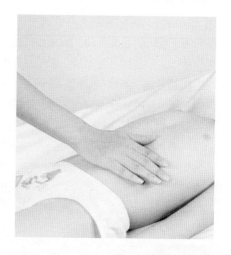

拇指与食指或拇指与食指、中指两指相对用力地将肌肤捏起，自然向前捻捏移动，称捏法。此法多用于背部，故又称为捏脊法。捏法分为拇指、食指捏脊法和拇指、食指、中指捏脊法。

拇指、食指捏脊法是指拇指指腹与食指外侧缘相对用力地将孩子背肌捏起，且向前捻捏移动的方法；拇指、食指、中指捏脊法是以拇指在下，食指、中指两指在上相对用力地将孩子背肌捏起，向前捻捏移动的方法。

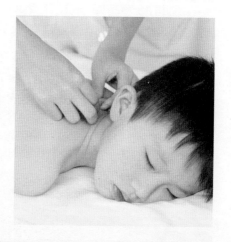

掐，顾名思义是用指甲刺激穴位的一种操作方法，常见的有拇指掐和双指掐。

拇指掐是用拇指指甲在孩子经穴上施以重刺激的手法；双指掐是用拇指与食指指甲相对用力、重刺激某些对称性的穴位的手法，该法多用于对称性的穴位上。临床上常用掐法来治疗小儿惊风、高热抽搐、昏迷不醒等疾病的辅助治疗中。

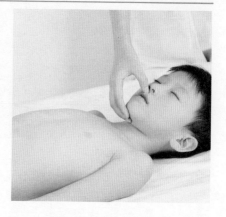

小儿推拿的原则有五点，简单易懂

第一，推拿手法要"轻、快、柔、稳"。无论是力度还是频率都要缓慢变化，不能忽快忽慢、忽轻忽重。这个原则不仅确保了推拿的效果，而且更容易让孩子接受。在推拿过程中，孩子活泼好动可能会影响操作，这时操作者就要注意力度的适中和操作的稳定性。可以说，恰当的力度是小儿推拿很重要的一点。像给大人做推拿那样用力，往往达不到预期效果。推拿时，一般可保持每分钟200～300次的频率，但是不必过分拘泥于此。

第二，遵循从上到下的原则，先头面后上肢，然后是胸腹腰背，最后是下肢。一般上肢穴位只做左手，不分男女。从手法的轻重上来说，轻手法的优先操作，较重手法的后做，这样孩子就比较容易接受。

第三，推拿时要用一些按摩介质，这样孩子会感觉更舒服也更乐意配合。家中比较常见的介质有爽身粉、痱子粉、幼儿按摩乳等，在选择介质的时候，刺激性越小越好，退烧的推拿可用清水。

第四，小儿推拿一般适用于0～6岁的孩子，尤其是3岁以内的孩子，效果更为突出。对6～12岁的孩子也有一定的效果，但需要配合十四经的穴位，这和孩子的脏器、经络的发育都有关系。一般来说，当孩子长成为少年以后就不太适合小儿推拿了。

第五，推拿时间单次最好掌握在10～20分钟，这样操作起来大人和孩子都不会太累。也许不少父母都会觉得既然效果好就加量做，但事实上，只有适度的推拿才是真正对孩子好。一次做不好，可以分次做，等孩子睡着了也可以操作。不过在孩子饥饿或者刚吃饱时，不宜做推拿。

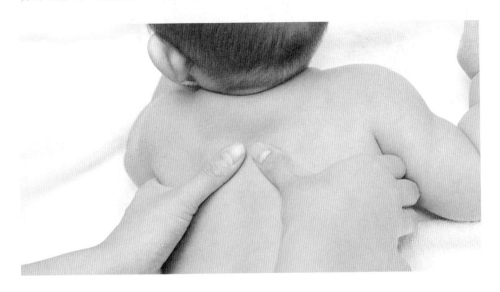

感冒 不要担心，
揉一揉穴位立马见效

一般感冒经过治疗后大都能很快痊愈，不过，如果孩子的体质差，治疗不及时或者病情较重，就可能引发慢性支气管炎、肺炎等疾病。在孩子感冒后，我们不妨给孩子做做推拿，帮助孩子尽快恢复健康。感冒的基本推拿手法如下。

取穴

按揉方法

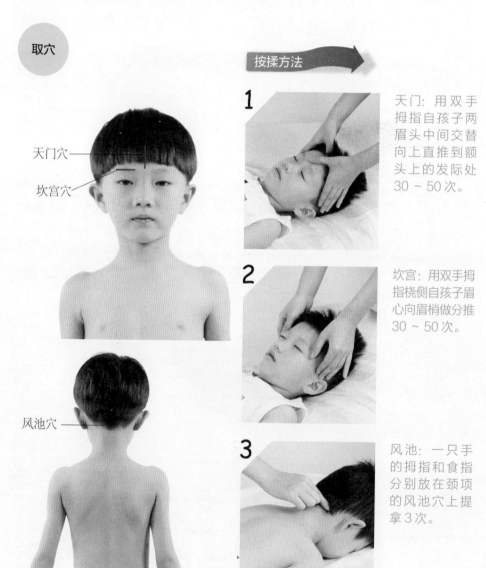

天门穴

坎宫穴

风池穴

1 天门：用双手拇指自孩子两眉头中间交替向上直推到额头上的发际处30～50次。

2 坎宫：用双手拇指桡侧自孩子眉心向眉梢做分推30～50次。

3 风池：一只手的拇指和食指分别放在颈项的风池穴上提拿3次。

孩子持续哭闹，哭声嘶哑，是 咽炎 在作怪

小儿咽炎是指小儿因咽部黏膜、黏膜下组织和淋巴组织病变所产生的感染，可分为急性咽炎和慢性咽炎。急性咽炎起病较急，初起时咽部干燥、灼热，继而出现咽痛、唾液增多。慢性咽炎张口可见咽部呈慢性充血，咽部可有各种不适感觉，如发痒、异物感等症状。

取穴

按揉方法

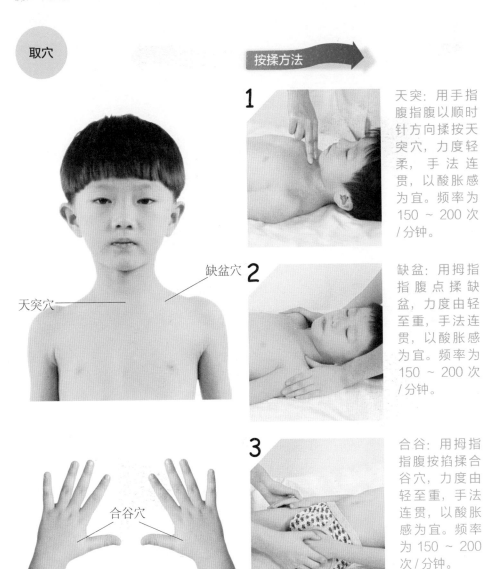

缺盆穴

天突穴

合谷穴

1 天突：用手指指腹以顺时针方向揉按天突穴，力度轻柔，手法连贯，以酸胀感为宜。频率为150～200次/分钟。

2 缺盆：用拇指指腹点揉缺盆，力度由轻至重，手法连贯，以酸胀感为宜。频率为150～200次/分钟。

3 合谷：用拇指指腹按掐揉合谷穴，力度由轻至重，手法连贯，以酸胀感为宜。频率为150～200次/分钟。

有一种 厌食 ，
叫"宝宝乖，再吃一口"

小儿厌食症表现为小儿长时间食欲减退或消失，以进食量减少为主要特征，是一种慢性消化性功能紊乱综合征。常见于 1 ~ 6 岁的小儿，因不喜进食很容易导致小儿营养不良、贫血、佝偻病及免疫力低下等，严重者还会影响身体和智力发育。

取穴

按揉方法

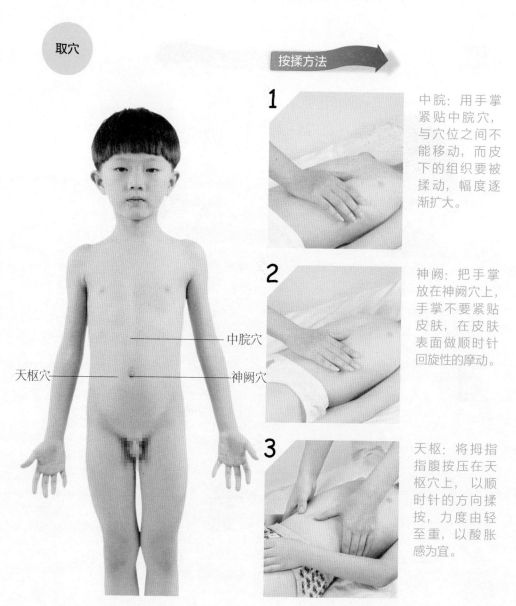

中脘穴

天枢穴

神阙穴

1 中脘：用手掌紧贴中脘穴，与穴位之间不能移动，而皮下的组织要被揉动，幅度逐渐扩大。

2 神阙：把手掌放在神阙穴上，手掌不要紧贴皮肤，在皮肤表面做顺时针回旋性的摩动。

3 天枢：将拇指指腹按压在天枢穴上，以顺时针的方向揉按，力度由轻至重，以酸胀感为宜。

小儿流鼻血，
鼻腔干燥内火旺

小儿流鼻血是儿科常见的临床症状之一，鼻腔黏膜中的微细血管分布较为浓密，且敏感而脆弱，容易破裂导致出血。引起偶尔流鼻血的原因有上火、心情焦虑，或被异物撞击、人为殴打等。鼻出血也可由鼻腔本身疾病引起。

取穴

按揉方法

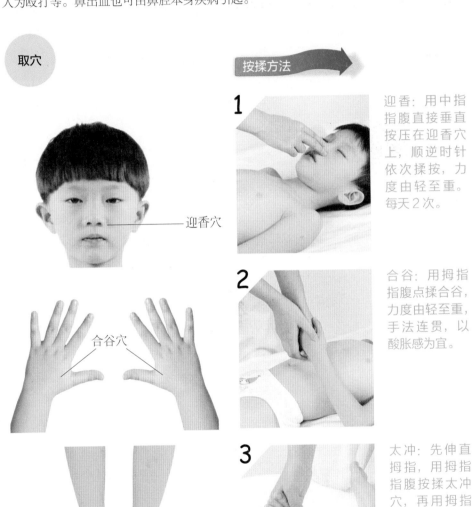

迎香穴

合谷穴

太冲穴

1 迎香：用中指指腹直接垂直按压在迎香穴上，顺逆时针依次揉按，力度由轻至重。每天2次。

2 合谷：用拇指指腹点揉合谷，力度由轻至重，手法连贯，以酸胀感为宜。

3 太冲：先伸直拇指，用拇指指腹按揉太冲穴，再用拇指指腹推揉太冲穴，力度适中。

常按足三里，孩子什么都香

经常有家长问，孩子不爱吃饭，身体很瘦弱，稍有不慎就感冒发烧，有没有什么保健方法可以强健孩子的脾胃呢？

中医常说"若要身体安，三里常不干"，"三里"指的就是足三里这个穴位。而所谓"不干"的状态，就是每天艾灸足三里穴一次，使其常常处于湿润的状态。足三里穴是足阳明胃经的主要穴位，为四总穴之一，可以健脾和胃、生发胃气、疏通经络。

中医《四总穴歌》，里面有一句叫作"肚腹三里留"。意思是说，凡是肚子、腹部的病痛，都可以通过足三里穴来解决。从字面上可以这样理解，足三里的"里"通"理"，是调理的意思，所以"足三里"又可写作"足三理"。而"三理"分别指的是理上、理中、理下。当孩子出现胃胀、胃脘疼痛时，就要"理上"，按揉足三里穴时要往上方使劲；当孩子的肚子中部不舒服时，就需要"理中"，只要垂直按压就可以；如果小腹疼痛或是胀满，就得在按揉穴位时往下方使劲，这叫"理下"。

现在很多成年人喜欢经常艾灸足三里穴来保健，但小孩不能随便灸，需要去找医生辨证治疗，有症则灸，无症不灸。

中医里，胃是六腑之一，满而不能实，胃实就是通常所说的积食，胃满就是我们所说的吃饱了。如果小孩积食了，饱滞腹胀，可以考虑艾灸足三里穴，如果只是胃满，则不能艾灸。

所以，建议家长选择按摩足三里穴，来代替艾灸，这样既简单有效又相对安全，还能促进与孩子之间的感情交流，何乐而不为呢？

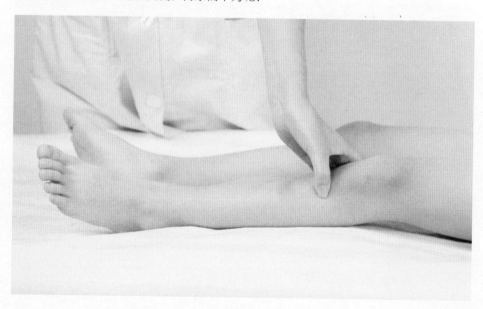

曾经有位母亲说孩子总是肚子痛，消化也不太好，问有什么可以不用打针吃药的好方法，中医推荐她给孩子按摩足三里穴，她持之以恒地按摩，最终治好了孩子总是肚子痛、消化不好的毛病。正所谓"通则不痛，痛则不通"，中医认为，腹痛多半是因为气滞、血瘀、寒积或食滞而导致脏腑气机不畅，经脉气血运行受阻。而足阳明经多气多血，经常刺激足三里穴，可以起到重新分配人体气血的作用。这样一来，孩子的脏腑气机通畅了，肚子自然就不疼了。

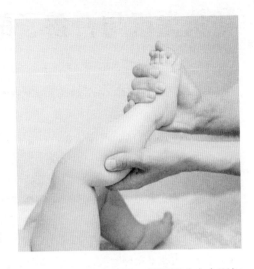

现代医学也证明，经常刺激足三里穴，孩子的食欲会越来越强，胃肠蠕动也会更加有力而规律，消化酶的活力也会大大提高，吃进去的食物会更容易被消化吸收。

那么足三里这个穴位究竟怎么找呢？取穴时，让年龄小的孩子平躺在床上，大一点的孩子可以坐着，双腿稍微屈曲。然后家长将四指并拢，横放抵在孩子的膝盖髌骨外侧膝眼下，在小拇指下端与胫骨前缘的交点，向外一横指处，用力按压，如果感到明显的酸、麻、胀，就是足三里穴。

家长可以一边给孩子讲故事，一边用拇指或中指按揉足三里穴，最好让孩子感觉到局部皮肤微热。可以用两只手分别同时按摩两侧的足三里穴，也可以单侧按摩，每次5～10分钟，每天2～3次，可以得到很好的保健效果。

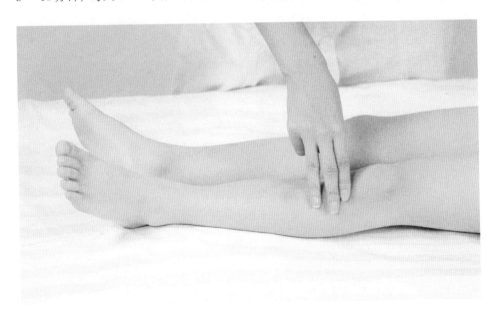

艾灸大椎与合谷，散寒效果杠杠的

关于要不要给孩子艾灸，很多家长都咨询过。其中一位妈妈说，她自己就是艾灸的受益者，她原来有妇科病，在西医院治疗了很久，用过很多方法都没好，一直反反复复，后来无意中听别人提起艾灸神奇的作用，她就坚持了一段时间，结果妇科病真的治好了。所以她想在孩子生病的时候也试下艾灸，又怕孩子皮肤太嫩经受不起，就问专家可以不可以。

回答这个问题之前，我们先来看看什么是艾灸，原理又是什么。艾灸是中医预防保健和治疗疾病的一种常用的方法，有温阳实卫、祛风散寒、辟秽解毒的作用。艾灸操作比较简单，很安全，有独特的疗效。古代就有"针所不为，灸之所宜"的说法。

艾灸可以拆分为"艾"和"灸"两个字。"艾"指的是用艾叶做成的艾炷或艾条。艾叶苦辛，性温，味芳香，中医认为它有纯阳之性，善通经脉，具有理气血、逐寒湿、温经止血和安胎作用。

"灸"指的是灸法。灸法是用艾炷等作为实施灸法的材料，点燃以后放在穴位上，烧灼、熏熨，通过温热的刺激和药物本身的作用，经过经络的传导，起到温通气血的作用。前面说过，孩子风寒感冒，需要做的就是想办法驱散寒气，恢复机体的卫外功能。

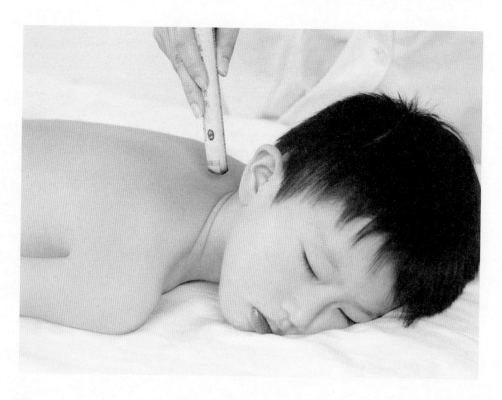

艾灸恰能很好地达到这一效果，所以孩子风寒感冒，艾灸的效果是比较好的，只是没有操作过的家长，如果自己在家里做，一定要注意安全问题。

用艾灸治疗风寒感冒，我们可以选择大椎穴和合谷穴。大椎穴的位置和作用前面已经介绍过。合谷也叫虎口，这个穴位比较敏感，很多人都知道掐虎口可以用来止疼。合谷穴在手背部位第一、二掌骨间，第二掌骨桡侧中点处，位置非常方便操作。合谷穴是位于手阳明大肠经上的穴位。我们说过，肺和大肠互为表里，肺的毛病借助大肠的一些穴位来调节，会达到意想不到的效果。给孩子艾灸这两个穴位，可以用直接灸的方法。具体做法是，把艾条点燃后，在距离孩子皮肤 2～3 厘米的位置进行熏灸。艾灸时，可以用食指和中指放在孩子施灸部位的两侧，感知施灸部位的温度，这样既不会烫伤孩子的皮肤，又能达到好的疗效。一般一个穴位灸 10 分钟就可以。也可以买艾灸的盒子回来，把小段的艾条放在里面，点燃以后固定在穴位上施灸。

孩子感冒时，艾灸合谷穴对鼻塞、流清涕特别有效。但有一点需要注意，左边的鼻塞要灸右侧合谷穴，右边的鼻塞要灸左侧的合谷。如果两边都灸的话，最好先灸左边，再灸右边。

这是中医的智慧和神奇的地方。需要提醒大家的是，不要让孩子在空腹的情况下艾灸，饭后也不要立刻艾灸，最好在吃完饭一小时以后进行。艾灸后可以喝点温开水，这样有助于排出病邪和补充体液，但绝对不可以喝冷水。

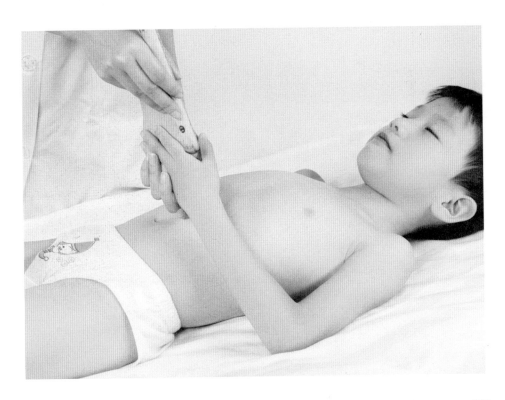

湿疹 的护理和治疗是一场持久战

引起湿疹的原因很多，通常认为主要原因有两方面：

一是遗传。比如说家族中有患哮喘、过敏性鼻炎、湿疹等过敏性疾病的人。

二是过敏。宝宝的湿疹，常与自身免疫系统不成熟有关；成人的湿疹，常与自身的免疫系统失调有关。和过敏沾边的疾病，包括湿疹、过敏性鼻炎、哮喘等，都没有根治的办法。为什么不能根治呢？这要从过敏是怎么一回事说起。

过敏是指在某些情况下，某些人的身体对正常的体外因素产生的不正常的过度反应。这些正常的体外因素可能是吃了海鲜，或者皮肤接触了刺激性的洗护用品，以及通过呼吸吸入了花粉、尘螨等东西。正常人的免疫系统对这些东西不会做出特殊反应，只有某些人的免疫系统不成熟或者失调时，才会将这些东西看成是破坏身体正常功能的"异物"（也就是医学上讲的"过敏源"），进而做出过度反应产生抗体，抗体会留在血液中，一段时间后，身体再次接触到"异物"，抗体就会对抗"异物"，进而产生过敏反应，释放炎性物质导致皮炎或过敏性鼻炎等症状。由此可见，人体的防御体系——免疫系统不成熟或者失调诱发的疾病，我们不可能采用破坏人体防御体系的方法去治疗，也就没有根治的办法，采取的治疗手段只能是尽量避免接触过敏源，以护理或药物的方式控制症状，预防复发。

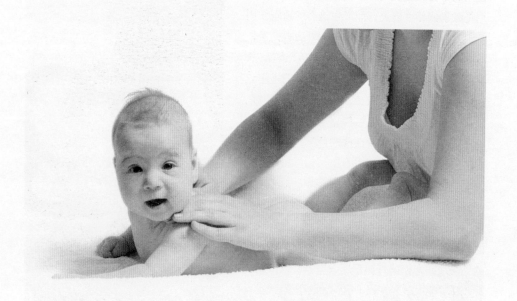

内外的临床经验均表明，对于轻度湿疹，可以用低敏保湿润肤霜来治疗，但对于中、重度湿疹的治疗，外用激素药膏是首选。可是用关键词在百度上检索"湿疹"和"激素"，显示出来的绝大多数信息是不要使用激素。这样的信息很容易误导家长，延误宝宝湿疹的治疗，使得最初很容易控制的小面积湿疹拖成了难治的大面积湿疹。再加上"激素"二字常让人联想到"性早熟""内分泌失调"等，家长们本能地选择回避，唯恐用药后对宝宝产生抑制生长等副作用。

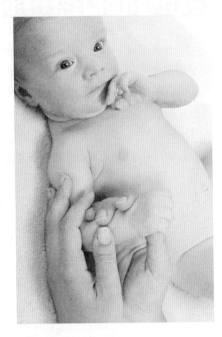

其实，作为外用药的激素药膏并不存在上述家长联想到的副作用，通常只有长期大剂量口服激素或者注射激素，才会产生累及内分泌系统而抑制生长的副作用，而治疗湿疹一般不主张用口服或者注射的激素。外用激素长期使用的不良反应仅局限于皮肤，最严重的副作用是激素依赖性皮炎，而产生这类严重副作用的前提也是长期、大剂量滥用强效激素药膏，而短期使用弱效激素药膏只可能会出现皮肤变薄和色素沉着等副作用。另外，即使不用激素药膏，患湿疹的皮肤在恢复期也会有皮肤色素的改变，这种情况是疾病自身引起的皮肤颜色变化，不一定是激素造成的色斑，随着时间的推移，色斑会慢慢褪去。

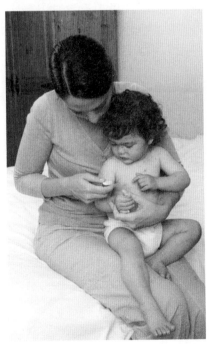

日常生活中常见的激素类药膏有很多种，但强度是不一样的。1%氢化可的松和尤卓尔强度相当，相对较弱。力言卓的有效成分是0.05%的地奈德，属于中等强度激素。通常医院自制的外用地塞米松药膏属于弱效激素，但口服或静脉注射的地塞米松属于中强效的激素。

按龟尾可 止泻 通便，双向调节好神奇

说起龟尾穴，很多家长应该并不觉得陌生。有些遗尿的孩子，经常按揉这个穴位，会收到意想不到的效果。孩子如果经常腹泻，坚持揉龟尾穴，效果也非常好。

我们今天说的是龟尾穴的另一个重要作用，就是调理脾胃、治疗便秘。有的家长会奇怪了，刚才说了龟尾穴能治遗尿止泻，应该是收敛的作用，怎么同一个穴位又能治疗便秘呢？

这就是中医神奇的地方，很多穴位治疗疾病时，都有双向调节的作用。比如头顶的百会穴，同时具有升和降的作用：对于脏器下垂的病人可以提升清气，而肝阳上亢的病人用百会穴可以平肝潜阳，还有降压的作用。

穴位之所以有这样双向调节的独特作用，主要是因为刺激穴位，可以激发或诱导机体的自主调节系统，从而调节体内的不平衡状态。也就是说通过穴位治疗疾病，不是给身体一种外力，而是帮助身体恢复自愈力，这也是和药物治疗的不同点之一。

龟尾穴就是具有双向调节作用的穴位之一。它又叫长强穴，位置在尾骨端，是督脉上的起始穴位。前面我们说过，督脉是奇经八脉之一，是主管阳气的经脉，号称"诸阳之会"。所以，作为督脉的起始穴，龟尾穴有很好的通调督脉、生发阳气的作用，对于脾胃虚弱导致的腹泻治疗效果比较好。

按摩的时候，我们可以让孩子趴在床上或大人腿上，双腿稍微分开，用中指或拇指端按揉。每天揉 1～3 分钟，大概 100～300 遍，就可以很好地调理大肠、通便止泻。（家长们一定要记得，揉龟尾穴适合治疗孩子虚证为主的便秘，如果是积食严重或者有热结的情况，是不适合的。）

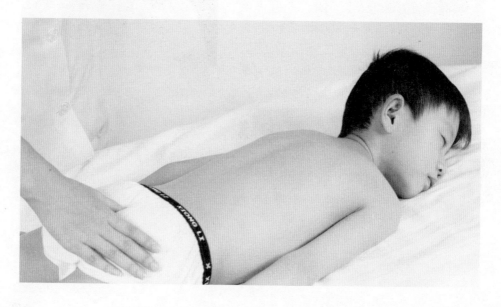

小儿多动症,
多动爱跑学习差

　　小儿多动症即注意缺陷多动障碍,与同龄儿童相比,小儿有明显的注意力不集中、易受干扰、活动过度等特征。小儿多动症是儿童时期最常见的行为障碍,通常于6岁前起病,很多小儿症状可持续到青春期,主要临床表现为注意力不集中、不适当地奔跑、反应迟钝等。

取穴

按揉方法

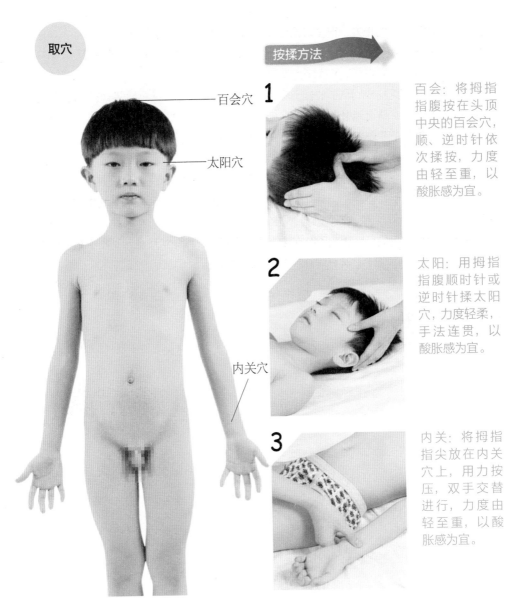

百会穴

太阳穴

内关穴

1 百会:将拇指指腹按在头顶中央的百会穴,顺、逆时针依次揉按,力度由轻至重,以酸胀感为宜。

2 太阳:用拇指指腹顺时针或逆时针揉太阳穴,力度轻柔,手法连贯,以酸胀感为宜。

3 内关:将拇指指尖放在内关穴上,用力按压,双手交替进行,力度由轻至重,以酸胀感为宜。

按揉外八卦，消滞通便辅助治疗

孩子便秘以后最常见的表现就是腹胀，原因很简单，身体里面属于糟粕一类的东西不能排出去，留在肚子里，孩子当然会觉得肚子胀，胃口不好。反过来看，孩子胃口差，吃得少，脾胃功能弱了，便秘的情况也就不会得到改善。所以，便秘和腹胀两者互相影响。

这个时候，家长可以给他按揉外八卦辅助治疗腹胀便秘。外八卦位于手掌背面，以手背中心为圆心，从圆心到中指根处的三分之二为半径，画一圆圈，外八卦穴就在这个圆圈上。相对地，手掌中心画圆，就是内八卦穴。

每天给孩子按摩外八卦，可治好便秘腹胀。具体手法：用拇指或中指以顺时针或逆时针方向，在外八卦范围按揉。如果孩子有积食的情况，按揉的时候以逆时针为主，力度稍微重一些，频率稍微快一点。如果孩子平素脾胃虚弱，按揉的时候以顺时针为主，可以稍微缓和一些。这个手法可以很好地宽胸理气，通滞散结。

具体的按摩时间，要根据孩子年龄与体质强弱情况，3 岁以下的孩子做 50 ~ 100 次，3 ~ 6 岁的孩子做 100 ~ 200 次，6 岁以上的孩子做 200 ~ 500 次。

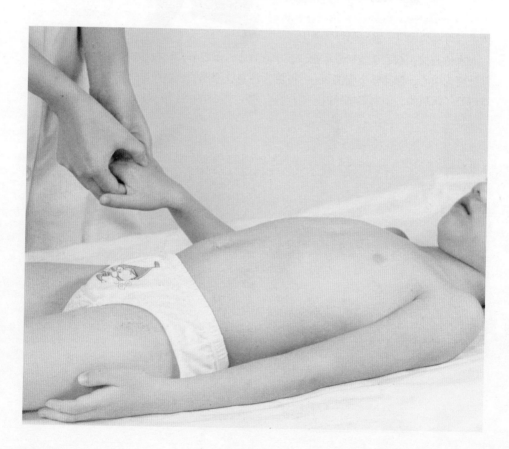

推拿三脘，消食和中健脾胃

现在家长们的医学常识越来越丰富，很多人都听说过中脘穴。它的作用称得上是"万能胃药"了，为什么这么说呢？这是因为我们身体里的六腑之气都汇集在中脘穴，它既是胃的募穴，又是八会穴里的腑会，和胆、三焦、小肠、大肠的关系都非常密切。而中脘穴又正好位于膈以下、脐以上的中焦部位，和脾胃所在之处不谋而合。所以，凡是跟脾胃有关的疾病都可以用它来治疗。

孩子得了脾胃病，可以多按摩中脘穴，必要时还可以配合其他穴位，不要单纯地喝汤药。为什么呢？因为小孩子脾胃本就虚弱，现在又受到了损伤，就算吃了药也不容易吸收，还会进一步造成对脾胃的负担。而穴位推拿对孩子就再适合不过了，与成年人相比，孩子的穴位敏感度要高很多，而且也更加好找，借助孩子的纯阳之气，按摩穴位可以达到事半功倍的效果。引起脾胃病的原因有很多，大部分是由于饮食不节，还有一部分是因为先天脾胃虚弱，另外情绪不佳也有可能牵连脾胃。

"三脘"是上脘、中脘、下脘的合称。中脘穴在孩子肚脐正上方，以孩子的手掌为标尺，距离肚脐一横掌处。三脘穴以中脘为中心，上脘在中脘上1寸，下脘在中脘下2寸。按中脘可宽胸理气，强健脾胃促消化。

操作方法： 双手重叠或单手按压在中脘穴上，顺时针方向按揉30～50圈，然后再以肚脐为中心，摩揉整个腹部30～50圈，注意让圆圈的轨迹经过三脘穴，最好让孩子觉得肚子热热的。如果想起到更好的疗效，建议家长在三餐30分钟之后，各做1次。

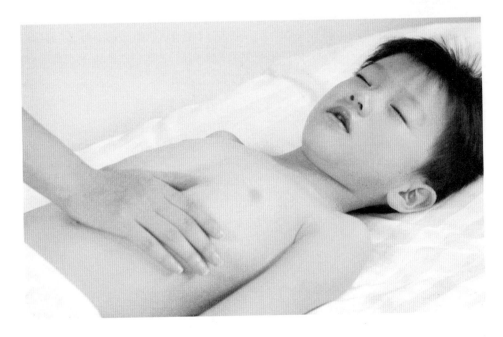

小儿红眼病怎么办？

急性结膜炎，俗称"红眼病"，是由细菌或病毒感染引起的。结膜是一层覆盖在巩膜（即白眼仁）表面的坚韧薄膜。结膜有助于防止异物和感染对眼球的损害，但结膜本身也会受到化学物质或过敏物质的刺激，或受到病毒、细菌的感染。

急性结膜炎传染性极强，春夏季极易流行。主要通过接触传染，只要健康儿童的眼睛接触了病孩眼屎或眼泪污染过的东西，如毛巾、手帕、脸盆、书、玩具或门把手、钱币等，就会受到传染，在几小时后或 1～2 天内发病。小儿生性好动，如不注意预防，往往一个孩子得病很快蔓延全家或整个幼儿园。

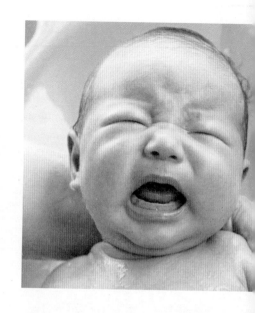

主要症状

双眼先后发病，眼部明显红赤、眼睑肿胀、发痒、怕光、流泪、眼屎多，一般不影响视力。由病毒感染的红眼病，症状更明显：结膜大出血、前淋巴结肿大并有压痛，还会侵犯角膜而发生眼痛，视力稍有模糊，病情恢复较慢。

家庭应急方

加强预防是防治小儿红眼病的根本途径，尽量不要带或少带孩子去人口密集的公共场所。若小儿已感染上红眼病：

1 应进行适当隔离，不要让患儿串门，暂时不要去幼儿园，不要到理发店、浴池，以免疾病蔓延。

2 患儿使用过的毛巾、手帕和脸盆要煮沸消毒，晒干后再用，并为患儿准备专用的洗脸用具。

3 勤点眼药。将眼药水滴在眼结膜的穹窿内，由于穹窿间隙很小，药水停留困难，所以要勤滴，才能发挥药效。让病儿仰卧，脸向上，扒开下眼睑，然后滴药，在上眼睑活动时自然就把药水涂满结膜。